脳卒中の初期診療の標準化

ISLS
Immediate Stroke Life Support
ガイドブック2018

監修：日本救急医学会・日本神経救急学会
　　　日本臨床救急医学会・日本救急看護学会
編集：『ISLSガイドブック2018』編集委員会

へるす出版

改訂3版の監修にあたって

　本邦における脳卒中急性期診療は今世紀に入ってから大きく進化し，変容しました。それらに貢献したのは2つの要素があったからと認識しています。1つ目は2005年10月にt-PAが虚血性脳卒中に使用可能となったことです。脳梗塞を発症して3時間以内の超急性期症例へのt-PA静注療法が承認され，2012年9月からはt-PAの治療可能時間の適応が4.5時間へ拡大されました。『AHA心肺蘇生救急心血管治療のためのガイドライン2005』に成人の脳卒中（とくに虚血性脳卒中）として"脳卒中治療の7つのD"が記載されたことも，これらの流れを後押ししたものと考えます。これらのことが脳卒中の患者を制限時間内にt-PA使用可能な脳卒中専門病院に搬送発する急性期治療へのシステム化に大きく寄与したものと考えます。2つ目は2006年に行われた医療法改正（第五次）において地域医療連携体制の構築を進める医療計画制度が定められたことです。このなかに，いわゆる4疾病（がん，脳卒中，急性心筋梗塞，糖尿病），5事業（救急医療，災害医療，へき地医療，周産期医療，小児医療）の施策が含まれ，地域の救急医療体制の整備と合わせて急性期脳卒中の診療体制が整備されました。このような状況のなかで急性期脳卒中のファーストラインに立つ救急隊や医療者向けの標準化がなされました。脳卒中病院前救護の標準であるPSLS（Prehospital Stroke Life Support）は救急現場で活動する救急隊員を想定して2007年に整備され，同時期に『PSLSコースガイドブック』初版も出版されました。PSLSはその後進化を遂げ2009年には改訂版，2015年には第3版である『PSLSガイドブック2015』が出版されています。

　また，医療者向けに急性期脳卒中の標準化を目的に開発されたISLS（Immediate Stroke Life Support），そしてそのガイドブックはoff-the job trainningの教本として2006年に初版が発刊されました。その後，2013年に第2版が発刊され，多くの救急医，脳神経外科医や神経内科医に利用されてきました。その後も脳卒中の急性期診療にはtele-medicineに代表されるICT，遠隔医療の導入や虚血性脳卒中における新たな血栓回収デバイス，新たな抗血栓薬の登場などに代表される著しい進歩があり，ISLSが根拠としている『JRC蘇生ガイドライン2015』の脳神経蘇生の章が改訂されました。これに従って第3版を発刊することになりましたが，今までの実績に加えて，上記のような新たな視点も加え，さらにチーム医療，多職種連携の観点から脳卒中に合併しやすい疾患の解説，看護や地域包括ケアに関する解説も新たに追加してあります。

　このたび発刊された『ISLSコースガイドブック2018』が急性期脳卒中の診療に大きく貢献するばかりでなく，救急初療室で活躍する若い医師や看護師，メディカ

ルスタッフにとっても有用な教本であると確信をしております。

平成 30 年 4 月 12 日

　　　　　　　　　　　一般社団法人　日本救急医学会　　代 表 理 事
　　　　　　　　　　　一般社団法人　日本神経救急学会　理　事　長
　　　　　　　　　　　　　　　　　　　　　　　　　　　横田　裕行
　　　　　　　　　　　一般社団法人　日本臨床救急医学会　代 表 理 事
　　　　　　　　　　　　　　　　　　　　　　　　　　　坂本　哲也
　　　　　　　　　　　一般社団法人　日本救急看護学会　代 表 理 事
　　　　　　　　　　　　　　　　　　　　　　　　　　　松月みどり

改訂版の監修にあたって

「ISLS（Immediate Stroke Life Support）」は脳卒中に対する初期診療を習得するために off-the-job training 用のコースガイドとして作成されたものですが，臨床研修医の診療教本あるいは日常診療のガイドとしても広く活用されています．平成18年に本冊子を上梓して以来，幾度も増刷を重ね，発行部数も2万7,000部を超えました．この間，新たな臨床上の知見が加わり，研修コースでも教材やプログラムが改良されるなどして，本冊子を新しくすることが急務となってまいりました．

脳卒中は救急診療の一角を占める重要な疾患であり，その治療成績は医療機関での診療の如何は当然のこと，発症から医療機関に至るまでの病院前救護の展開にも大きく依存しています．救急隊員は脳卒中を疑う的確な観察力と適切な処置が要求され，さらには，脳血管障害の診療に相応しい医療機関を選定しなければなりません．このため，日本臨床救急医学会では日本救急医学会および日本神経救急学会と協力し，脳卒中病院前救護の標準化を図る目的で「PSLS（Prehospital Stroke Life Support）」と題した冊子を作成し，同時に研修コースを開催しています．

脳卒中が救急疾患であるが故に，発症から根本治療がなされるまで一貫した流れが重視されるのは当然のことです．したがって，診療に関するガイドラインや研修コースについても，病院前救護から診療までの過程を首尾一貫させ，整合性のとれた内容としなければなりません．このことから ISLS コースガイドブックの初版が日本救急医学会および日本神経救急学会により監修されていましたが，PSLS とも整合性を図るために，この度日本臨床救急医学会も改訂に参加し，監修いたしました．

さて，今回の改訂で，『JRC 蘇生ガイドライン 2010』のエビデンスを取り入れ，まず神経蘇生としてのユニバーサルアルゴリズムを提示しました．そのうえで，primary/secondary/tertiary survey で構成される救急診療の標準に準拠し，ISLS アルゴリズムとしての脳卒中初期診療の特徴を明確にしました．症例のシナリオを豊富に取り揃え，各傷病に特徴的な観察項目，検査および処置を一目瞭然で理解できるようにクリニカルマップを採用しました．その結果として，内容を充実させる一方で，理解しやすい構成にしたことが特徴といえます．

最後に，本冊子が研修用の教本としてだけでなく，脳卒中診療の指針としても活用され，日常の救急診療の質向上に寄与することを期待します．

平成 25 年 6 月吉日

    一般社団法人 日本救急医学会   代表理事 行岡　哲男
           日本神経救急学会 代表世話人 有賀　　徹
    一般社団法人 日本臨床救急医学会 代表理事 横田順一朗

監修にあたって(初版)

　ここに『ISLS (Immediate Stroke Life Support) コースガイドブック』を上梓するにあたり，本書の意義などについて解説いたします．心肺蘇生の標準として，すでに"ICLS"が普及しつつあります．これらから想起されますように，I"S"LSは脳卒中発作の初療を説明するものです．

　さて，脳卒中は久しく"国民病"と言われてきました．そして，最近では出血性の卒中発作に比して，虚血性ないし閉塞性のものの頻度が著しく増加し，また内科的な治療方法の進歩などもあって，脳卒中急性期医療への期待がますます高まっています．本書はそのような急性期医療のなかでも患者が病院に到着した直後の，つまり病院医療における first contact のあり方を示しています．そして，救急医療の質を論じるまでもなく，われわれにとって「できて当たりまえのことをその水準まで安全に行う」はキーワードとなっています．したがって，日夜かかる初療にあたる若手医師，看護師，その他の医療関係者らにとって，脳卒中診療の急性期における標準的な診療手順が示されたことの意義はたいへん大きなものがあります．

　脳卒中など神経系の救急診療においては，そもそもの原因疾患が患者の呼吸状態などを悪化させ，そのことがまた付随する脳の病態をさらに悪化させるという"悪循環"があり得るので，冒頭からそれについて対処しなければならないという特徴があります．加えて，意識障害などがあれば，患者にとって受診すべき施設を自ら選ぶという選択肢はありません．このような場合には，地域のメディカルコントロール(MC)体制による議論を経るなどして決められた方法によって搬送先の選定を行うのが基本です．神経救急に携わるわれわれが，病院前救護から引き続いて提供される救急医療を良質なものとすべく，あらかじめ先手先手の方策を講じておかなければならない(したがって，MC体制にも積極的に関与する)必要性はこのような理由もあってのことです．

　ここに標準化された脳卒中急性期の診療手順が示されました．これにより各施設の診療そのものがまずは整理できます．このことが脳卒中診療の質を向上させる第一歩となり得ます．どうか多くの方々によって，また多くの施設において，本書が有効に活用されますことを強く祈念する次第です．

平成18年9月

　　　　　　　　　　　　　　日本救急医学会　　代表理事　　山本　保博
　　　　　　　　　　　　　　日本神経救急学会　代表世話人　有賀　　徹

執筆者一覧 (執筆順)

奥寺　　敬	富山大学医学部救急・災害医学
安心院康彦	国際医療福祉大学熱海病院救急部
本多　　満	東邦大学医療センター大森病院救命救急センター
若杉　雅浩	富山大学医学部救急・災害医学
高橋　千晶	高岡市民病院脳神経外科
三宅　康史	帝京大学医学部附属病院高度救命救急センター
佐々木正弘	秋田県立脳血管研究センター脳卒中診療部
新田　一也	秋田県立脳血管研究センター看護部
豊田　　泉	岐阜県総合医療センター救命救急センター
池田　尚人	昭和大学江東豊洲病院脳神経外科
小畑　仁司	大阪府三島救命救急センター
永山　正雄	国際医療福祉大学大学院医学研究科神経内科学
今村　博敏	神戸市立医療センター中央市民病院脳神経外科
野田公寿茂	社会医療法人禎心会病院
中江　竜太	日本医科大学大学院医学研究科救急医学分野
横堀　將司	日本医科大学大学院医学研究科救急医学分野
横田　裕行	日本医科大学大学院医学研究科救急医学分野
石川　達哉	秋田県立脳血管研究センター
鈴木　明文	地方独立行政法人秋田県立病院機構
橋本真由美	神奈川工科大学看護学部看護学科
奈良唯唯子	川崎市立川崎病院看護部
山本由加里	富山大学附属病院看護部
浅香えみ子	獨協医科大学埼玉医療センター看護部
有賀　　徹	独立行政法人労働者健康安全機構
川原千香子	愛知医科大学医学部シミュレーションセンター

『ISLS ガイドブック 2018』編集幹事

有賀　　徹	独立行政法人労働者健康安全機構
奥寺　　敬	富山大学医学部救急・災害医学講座
坂本　哲也	帝京大学医学部救急医学講座
嶋津　岳士	大阪大学医学部附属病院高度救命救急センター
鈴木　明文	地方独立行政法人秋田県立病院機構
堤　　晴彦	埼玉医科大学総合医療センター高度救命救急センター
松月みどり	東京医療保健大学和歌山看護学部
横田　裕行	日本医科大学大学院医学研究科救急医学分野

(五十音順)

『ISLS ガイドブック 2018』編集委員会
(日本救急医学会・日本神経救急学会・日本臨床救急医学会・日本救急看護学会　4学会合同)

浅香えみ子	獨協医科大学埼玉医療センター看護部
安心院康彦	国際医療福祉大学熱海病院救急部
池田　尚人	昭和大学江東豊洲病院脳神経外科
◎奥寺　　敬	富山大学医学部救急・災害医学講座
川原千香子	愛知医科大学医学部シミュレーションセンター
佐々木正弘	秋田県立脳血管研究センター脳卒中診療部
奈良唯唯子	川崎市立川崎病院看護部
橋本真由美	神奈川工科大学看護学部看護学科
本多　　満	東邦大学医療センター大森病院救命救急センター
三宅　康史	帝京大学医学部附属病院高度救命救急センター
山本由加里	富山大学附属病院看護部
若杉　雅浩	富山大学医学部救急・災害医学講座

◎＝編集委員長
(五十音順)

『ISLSガイドブック2018』目次

I ISLS 総論　　　　　　　　　　　　　　　奥寺　敬　1
1 開発の経緯　　　　　　　　　　　　　　　　　　　2
2 今回の改訂について　　　　　　　　　　　　　　　3
3 国際展開　　　　　　　　　　　　　　　　　　　　3

II 病院前における脳卒中の取り扱い　　　　　　　　　7
1 病院前における脳卒中対応の標準化　　安心院康彦　8
1) PSLS の基本理念とその位置づけ　　　　　　　　8
2) PSLS/PCEC のアルゴリズム　　　　　　　　　　9
3) PSLS と ISLS　　　　　　　　　　　　　　　　10
2 救急隊による搬送基準　　　　　　　　本多　満　11
1) 救急活動全般の活動　　　　　　　　　　　　　11
2) 意識障害傷病者の病院前判断　　　　　　　　　16
3) 脳卒中傷病者の病院前搬送判断　　　　　　　　17

III 『ISLS コース』の設定とアルゴリズム
　　　　　　　　　　　　　若杉　雅浩，安心院康彦　21
1 『ISLS コース』の概略　　　　　　　　　　　　　22
1) 『ISLS コース』の目的　　　　　　　　　　　　22
2) コースカリキュラム　　　　　　　　　　　　　22
2 脳卒中初期診療のアルゴリズム　　　　　　　　　25
1) 『ISLS コース』の位置づけと目的　　　　　　　25
2) ISLS アルゴリズムの解説　　　　　　　　　　　26

IV 『ISLS コース』の実際　　　　　　　　　　　　　37
1 意識障害の評価　　　　　　　　　　　高橋　千晶　38
1) はじめに　　　　　　　　　　　　　　　　　　38

XI

2）コーマスケールについて　　　　　　　　　　　　　　　　　　　　　38
　3）意識障害の評価手順　　　　　　　　　　　　　　　　　　　　　　44

2 脳卒中の鑑別診断　　　　　　　　　　　　　　　　　三宅　康史　47
　1）鑑別診断の過程での注意点　　　　　　　　　　　　　　　　　　　47
　2）時系列に進める鑑別　　　　　　　　　　　　　　　　　　　　　　47
　3）鑑別すべき重要な疾患　　　　　　　　　　　　　　　　　　　　　48
　4）鑑別と同時並行の治療　　　　　　　　　　　　　　　　　　　　　50
　5）画像検査や血管内治療のための移動の注意　　　　　　　　　　　　51
　6）鑑別に有用な情報　　　　　　　　　　　　　　　　　　　　　　　51

3 NIH Stroke Scale（NIHSS）の評価
　　　　　佐々木正弘，新田　一也　　撮影協力者：福原　圭介，三浦　結　54
　1）はじめに　　　　　　　　　　　　　　　　　　　　　　　　　　　54
　2）NIH Stroke Scale（NIHSS）　　　　　　　　　　　　　　　　　　54
　　1a　意識レベル　　　　　　　　　　　　　　　　　　　　　　　　56
　　1b　意識レベル―質問　　　　　　　　　　　　　　　　　　　　　56
　　1c　意識レベル―命令　　　　　　　　　　　　　　　　　　　　　57
　　2　最良の注視　　　　　　　　　　　　　　　　　　　　　　　　　57
　　3　視　野　　　　　　　　　　　　　　　　　　　　　　　　　　　58
　　4　顔面麻痺　　　　　　　　　　　　　　　　　　　　　　　　　　60
　　5　運動―上肢（5a；左上肢，5b；右上肢）　　　　　　　　　　　　61
　　6　運動―下肢（6a；左下肢，6b；右下肢）　　　　　　　　　　　　62
　　7　四肢失調　　　　　　　　　　　　　　　　　　　　　　　　　　63
　　8　感　覚　　　　　　　　　　　　　　　　　　　　　　　　　　　64
　　9　最良の言語　　　　　　　　　　　　　　　　　　　　　　　　　65
　　10　構音障害　　　　　　　　　　　　　　　　　　　　　　　　　　67
　　11　消去現象と注意障害　　　　　　　　　　　　　　　　　　　　　68
　3）まとめ　　　　　　　　　　　　　　　　　　　　　　　　　　　　69
　参考；徒手筋力検査法（MMT）　　　　　　　　　　　　　　　　　　70

4 全身管理　　　　　　　　　　　　豊田　泉，池田　尚人，小畑　仁司　70
　1）初期診療における全身管理　　　　　　　　　　　　　　　　　　　70
　2）急性脳卒中患者に対する気道の管理　　　　　　　　　　　　　　　74
　3）呼吸管理　　　　　　　　　　　　　　　　　　　　　　　　　　　75
　4）循環管理（「Ⅴ　ISLSに必要な知識」参照）　　　　　　　　　　　76

5) 頭蓋内圧の管理　78
　　6) 痙攣の管理　79
　　7) その他の全身合併症の管理　81

V　ISLS に必要な知識　85

1　脳梗塞　永山　正雄, 今村　博敏, 野田公寿茂　86
　　1) 脳梗塞の診かた　86
　　2) 脳梗塞の初期治療　89
　　3) 一過性脳虚血発作（TIA）　93
　　4) 脳梗塞の治療（機械的血栓回収療法）　95
コラム　心原性脳塞栓症に対する外科治療　101

2　脳出血　中江　竜太, 横堀　將司, 横田　裕行　102
　　1) 脳出血の診かた　102
　　2) 脳出血の初期治療　104
　　3) 痙攣の治療と予防　105
　　4) 高血圧性以外の脳出血　105
　　5) 手術適応と手術方法　107

3　くも膜下出血　佐々木正弘, 石川　達哉, 鈴木　明文　109
　　1) 診　断　109
　　2) 急性期治療　114
　　3) 一般病院から専門施設への搬送　119

4　脳卒中と心疾患　若杉　雅浩　120
　　1) 心臓が原因の脳梗塞（心原性脳塞栓症）　120
　　2) 脳卒中と心電図異常　121

VI　ISLS と看護実践　127

1　ISLS と看護　橋本真由美　128
　　【看護のポイント】　128

2　救命救急センターにおける ISLS　奈良唯唯子　129
　　1) 事前準備　129

2) ケア　　　　　　　　　　　　　　　　　　　　　　　　　　130
　　3) 家族看護　　　　　　　　　　　　　　　　　　　　　　　130
3 ISLSとICU　　　　　　　　　　　　　　　　　山本由加里　131
　　はじめに　　　　　　　　　　　　　　　　　　　　　　　　　131
　　1) 意識レベルの評価　　　　　　　　　　　　　　　　　　　131
　　2) 脳卒中を早期発見し早期治療につなげるために　　　　　　132
　　3) 急性脳卒中患者の受け入れ　　　　　　　　　　　　　　　132
　　まとめ　　　　　　　　　　　　　　　　　　　　　　　　　　133
4 ISLSと地域包括ケア　　　　　　　　　　　　　浅香えみ子　133
　　1) ISLSの地域包括ケアにおける意義　　　　　　　　　　　　133
　　2) 地域包括に向けたISLS学習システム　　　　　　　　　　　135

VII ISLSと教育　　　　　　　　　　　　　　　　　　　　　　137
1 医療技術の標準化　　　　　　　　　　　　　　　有賀　徹　138
　　1) 標準化の意味　　　　　　　　　　　　　　　　　　　　　138
　　2) 脳卒中診療の標準化　　　　　　　　　　　　　　　　　　139
2 医学教育とISLS　　　　　　　　　　　　　　　川原千香子　140
　　1) 医学部の教育改革　　　　　　　　　　　　　　　　　　　140
　　2) アクティブラーニング　　　　　　　　　　　　　　　　　140
　　3) 医学教育でのISLSの応用　　　　　　　　　　　　　　　　142

VIII 代表的なシナリオ　　　　　　佐々木正弘，安心院康彦，石川　達哉　145

MEMO

MEMO1	PEMECの概要	10
MEMO2	PEMECで使用される用語	13
MEMO3	情報収集	15
MEMO4	PSLSの感度，特異度	18
MEMO5	Stroke BypassとDrip and Ship (Drip, Ship and Retrieve)	30
MEMO6	ケースマップとは	34
MEMO7	ACECとは	53
MEMO8	重症意識障害の扱い	56
MEMO9	把握反射との違い	57
MEMO10	頭位変換眼球反射を観察する	58
MEMO11	視野検査の仕方のポイント	59
MEMO12	表情筋の神経支配	60
MEMO13	initial dipと保持時間のカウント	62
MEMO14	指-鼻-指試験	63
MEMO15	踵-脛試験とheel-shin試験	64
MEMO16	末梢神経障害の感覚異常と区別	65
MEMO17	交代性感覚障害も起こる	65
MEMO18	最良の言語試験による半側空間無視の診断	67
MEMO19	脳血管障害で起こる構音障害	68
MEMO20	原本の記述	69
MEMO21	両側同時刺激による検査	69
MEMO22	TICI (thrombolysis in cerebral infarction) 分類	100
MEMO23	用語の解説；CPSSとKPSS	222

I

ISLS 総論

Ⅰ ISLS 総論

1 開発の経緯

　ISLS は，Immediate Stroke Life Support の略であり，今回のガイドブック改訂は『JRC 蘇生ガイドライン 2015』における脳神経蘇生に準じる形で行われた。

　ISLS 開発の歴史は，2002（平成 14）年の日本救急医学会 ACLS コースの開発に遡る。日本救急医学会は，当時スタートした卒後初期臨床研修医の救急部での教育ツールとして，1 日心肺蘇生コースである ICLS（Immediate Cardiac Life Support）コースを立ち上げた。この際に，諸外国の心肺蘇生研修を参考にしつつ，多忙なわが国の救急医の実情に合わせて，あえて 1 日コースとした経緯がある。このとき，国内でも評価の高かった AHA（American Heart Association）の ACLS コースと比較した際，Acute Stroke（急性脳卒中）を時間の関係で省略したことが，神経系の救急医の間では課題として認識された。

　そこで，秋田県立脳血管研究センターの夏期セミナーにおいて，筆者と坂本哲也（帝京大学），鈴木明文（秋田脳研）らにより，脳卒中を意識した研修のプロトタイプを開催し，トライアルを重ねた。ここで，現在の 4 つのモジュールからなる構成が最終形となり，現在の ISLS に至っている。

　ICLS 完成後の 2005（平成 17）年の日本救急医学会理事会に，有賀徹（昭和大学）理事より，脳卒中初期診療コースの開発を提案し，正式に了承された。この際，提案側の名称は SCLS（Stroke Care Life Support）であったが，山本保博（日本医科大学）代表理事の裁定で，ICLS に準拠し，ISLS とすることとなった。

　翌 2006（平成 18）年の第 34 回日本救急医学会総会（福岡市）において，模擬コースを展示する形で ISLS ワークショップを開催した（図Ⅰ-1）。

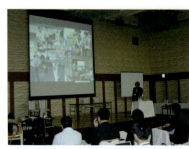 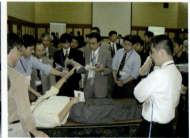

図Ⅰ-1　2006 年日本救急医学会における ISLS ワークショップ

その後,『ISLSコースガイドブック』を,日本救急医学会・日本神経救急学会の監修により刊行,実際の運営は,日本神経救急学会のISLSに関する委員会で担当することとなった。ここでは,救急医の負担を軽減するために,緩やかなコース運用を行ってきた。併せて救急隊用にrt-PA使用促進を兼ねて PSLS（Prehospital Stroke Life Support）を作成した。こちらは日本臨床救急医学会監修,日本救急医学会・日本神経救急学会編集協力による。

ISLSコースは,各地域の脳卒中救急診療の実情に合わせて,さまざまな形で開催されている。受講者は,当初想定した研修医のみならず救急外来の看護師,ISLS/PSLSとして開催される場合には救急隊員など,国民病である脳卒中の急性期にかかわる多職種の研修コースとして活用されている。

このため,とくに今回の改訂では,受講生の大半を看護師が占めている現状から日本救急看護学会が加わり,名実ともに,チーム医療のための脳卒中を中心とした神経蘇生コースとして再定義されることとなった。

2 今回の改訂について

今回の改訂では,とくに血管内治療の進歩により,機械的血栓回収療法の導入などを追記した。神経蘇生が蘇生領域でわが国が提案する新しい概念であるように,ISLSも日本発の脳卒中を中心とした神経蘇生のガイドブックである。さらに,救急外来における神経蘇生の脳卒中以外の部分,痙攣や代謝性疾患など,を対象とする研修ツールとしてACEC（Advanced Coma Evaluation and Care）がある。この両者の活用により,わが国の神経蘇生の質の向上と神経蘇生にかかわる日常診療に役立つことが期待できる。またこれらの神経蘇生の研修指導者ガイドブックも近日,刊行予定である。

3 国際展開

ISLSは開発当初より国際化を意図しており,2007年にはヨーロッパシミュレーション医学会SESAM（Society in Europe for Simulation Applied to Medicine）に演題採択され[1],2008年には教育講演としてISLSを解説した[2]。同年には,オーストラリアのシミュレーション学会であるSimTecT（Simulation Technology and Training Conference）においても教育講演[3]を行っている（図I-2）。同様に,アジアシミュレーション医学会など関連するいくつかの学会で講演している。

一方で,ハワイは疾病構造が日本と似ていて脳卒中が多いため,ハワイ大学Sim-Tikiシミュレーションセンターより2010年にISLSの開催要請があり,コース全体の英語化を行い[4]試行コース[5]を開催した（図I-3）。この英語版ISLSは,2012年

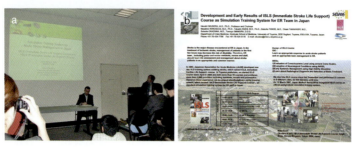

図Ⅰ-2　オーストラリアシミュレーション医学会
a：特別講演，b：配布資料

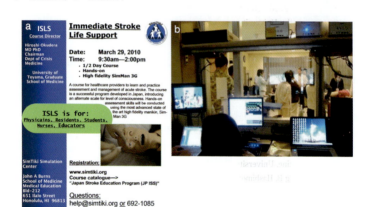

図Ⅰ-3　ハワイ大学 ISLS
a：募集チラシ，b：コース風景

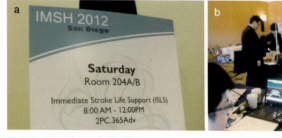

図1-4　サンディエゴ国際 ISLS
a：コース看板，b：コース風景

のIMSH(International Meeting on Simulation in Healthcare)において公式 Pre congress コースとして採択[6]され(**図Ⅰ-4**),シンポジウム[7]も開催した。

文 献

1) Okudera H, Wakasugi M, Asahi T, et al:Development and Early Results of ISLS (Immediate Stroke Life Support) Course as Simulation Training System for ER Team in Japan. 13th Annual Meeting of the Society in Europe for Simulation Applied to Medicine, June 18-20, Conference Hall , Herlev Hospital, Kopenhagen, Denmark, 2007.
2) Okudera H, Sakamoto T, Aruga T, et al : Simulation training system for Acute Stroke Management in Japan -Immediate Stroke Life Support (ISLS) and Prehospital Stroke Life Support (PSLS). 14th Annual Meeting of the Society in Europe for Aimulation Applied to Medicine (SESAM 2008), Hertfordshire Intensive Care & Emergency Simulation Centre (HICESC) at the University of Hertfordshire, Hatfield, United Kingdom, 19-21 (20) June, 2008.
3) Okudera H : Simulation training system for acute stroke management in Japan. ISLS course and PSLS course. SimTecT 2008 Health Simulation Conference, Education Center and Queensland Health Skills Development Center, Royal Brisbane and Women's Hospital, Brisbane, Australia, 8-11 (10) September, 2008.
4) Okudera H, Wakasugi M, Hashimoto M, et al : Integrated multi-modality simulation curriculum. Immediate Stroke Life Support . J Clin Sim Res 2+3:38-42, 2013.
5) Okudera H, Wakasugi M, Hamada J, et al:Development of International Stroke Life Support. 1st International Stroke Life Support Meeting, Telehealth Research Institute, John A. Burns School of Medicine, University of Hawaii, 3/29, Honolulu, Hawaii, U.S.A., 2010.
6) Okudera H, Berg B, Hashimoto M, et al:Immediate Stroke Life Support (official Pre Congress Course). 12th International Meeting on Simulation in Healthcare (IMSH2012), Hilton Bayfront Hotel, 29 January, San Diego, California, U.S.A.
7) Berg B, Okudera H, Phrampus P : Translation and Beyond - International Curriculum Sharing. (Panel Discussion), 12th International Meeting on Simulation in Healthcare (IMSH2012), Hilton Bayfront Hotel, 1 February, San Diego, California, U.S.A.

II

病院前における脳卒中の取り扱い

II 病院前における脳卒中の取り扱い

1 病院前における脳卒中対応の標準化

1) PSLS の基本理念とその位置づけ

　脳卒中，とくに発症直後の脳卒中においてはさまざまな程度で意識障害を伴うことが多い。一方，意識障害は日常，高頻度に遭遇する病態であり脳卒中以外にも生じる。この関係は脳卒中対応が急性意識障害対応に含まれ，また中枢神経系の急性障害の主な要因であることを考えると，前者は後者の基本になると考えることもできる。そのため，日本臨床救急医学会が提案する病院前脳卒中の標準化対応プログラム PSLS（Prehospital Stroke Evaluation & Care）を急性意識障害への標準化対応プログラム PCEC（Prehospital Coma Evaluation & Care）の中心に位置づけてアルゴリズムの統一を図っている。また，さらに 2017（平成 29）年に発行された内因性疾患全般への病院前対応プログラムである PEMEC（Prehospital Coma Evaluation & Care）は PCEC を含み，これらは図II-1 に示すように脳卒中への対応を中心にした三重の関係になる。病院前のファーストレスポンダー（主として救急隊を指す）にとり，内因性疾患の病院前救護において脳卒中疑い患者（傷病者）を急性

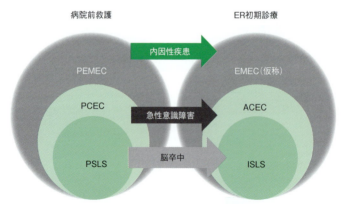

図II-1　脳卒中・急性意識障害・内因性疾患への対応標準プログラム
ACEC（Advanced Coma Evaluation and Care）とは病院前の PSLS または PCEC に続いて病院初期診療で実施される急性意識障害や急性中枢神経系障害への初期対応の標準プログラムであり，ISLS を含む

意識障害または急性の症候を有するほかの病態と鑑別して適切に判断し，適切な医療機関へ搬送することは患者（傷病者）の生命または機能予後の向上を図るうえできわめて重要である．折しも近年高いエビデンスにより遺伝子組み換え組織プラスミノゲンアクチベータ（rt-PA）静注療法とともに世界中で開始された血管内治療による機械的血栓回収療法を効果的に実施するうえでも，ファーストレスポンダーによる現場での高い判断が求められる．

2）PSLS/PCEC のアルゴリズム

前述のとおり，PCEC は病院前脳卒中対応である PSLS をその基礎として，脳卒

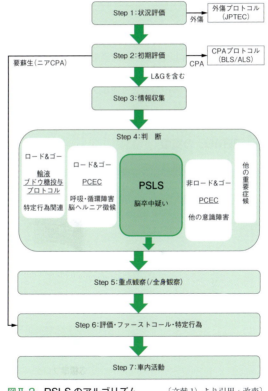

図Ⅱ-2 PSLS のアルゴリズム　〔文献1）より引用・改変〕

中以外の急性意識障害の原因となる種々の病態・疾患を含む。PSLSとアルゴリズムを共有し，状況評価（Step 1），初期評価（Step 2），情報収集（Step 3），判断（Step 4），重点観察（/全身観察）（Step 5），評価とファーストコール・特定行為（Step 6），車内活動（Step 7）から構成される。判断（Step 4）において脳卒中が疑われる場合は脳卒中病院前救護（PSLS）のアルゴリズムに移行する（図Ⅱ-2）。初期評価において，あるいはStepを進めていくうえで生命に危険を生じるような不安定な病態を認識した場合には内因性ロード＆ゴー（**MEMO 2**）を宣言し，迅速な対応とより適切な病院選定を，またくも膜下出血などの急変する可能性のある疾患が疑われた場合には緊急安静搬送（Hurry But Gently）を強く推奨している。また，目的とする治療の対象となる疾患以外もワイドトリアージとして広く受け入れ，偽陰性を減らす努力が盛り込まれている。

3) PSLSとISLS

ISLSではPSLS/PCECに接続する形で病院初期診療を開始する。救急外来における医療従事者の空間的連携に対して，病院前救護を担当する救急隊とは時間的連携である。これらの時間的・空間的連携は，機械的血栓回収療法の導入や今後の新たな治療の開発により発症初期からの治療を可能にするためのいわゆる時短において必須となる。

MEMO 1　PEMECの概要

内因性疾患を有する傷病者の多様な症候から病態を迅速に判断し，効果的な救急処置を行うための標準アルゴリズムであり，その骨格はPSLS／PCECを踏襲している。内因性ロード＆ゴーなどの用語も共通とする一方で，内因性ロード＆ゴーを宣言した時点で病院への搬送を優先すべく，Stepの省略も考慮されている（図Ⅱ-3）。

2 救急隊による搬送基準

1）救急活動全般の活動

　病院前救急救命活動（プレホスピタルケア）の対象となる傷病者は大きく分けて①心停止，②外傷（外因）によるもの，③疾病（内因）によるものがある。現在，①に対してはBLS（Basic Life Support），②に対してはJPTEC^{TM}（Japan Prehospital Trauma Evaluation and Care），③に対してはPEMEC（Prehospital Emergency Medical Evaluation and Care）などの病院前救護の標準手技が普及しつつある（図Ⅱ-3）。今後さらに傷病者の予後を改善していくためには，迅速かつ適切な標準化されたプレホスピタルケアをさらに普及させていく必要がある。このPEMECのなかに病院前意識障害傷病者に対するPCEC（Prehospital Coma Evaluation and Care）と，病院前脳卒中傷病者に対するPSLS（Prehospital Stroke Life Support）が含まれている。

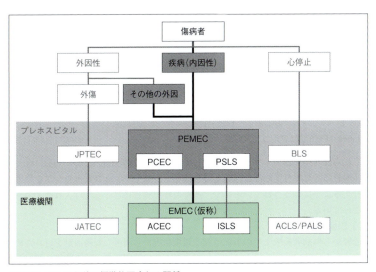

図Ⅱ-3　ISLSと他の標準的医療との関係
JATEC^{TM}：Japan Advanced Trauma Evaluation and Care
ACEC：Advanced Coma Evaluation and Care
ISLS：Immediate Stroke Life Support
ACLS：Advanced Cardiovascular Life Support
PALS：Pediatric Advanced Life Support

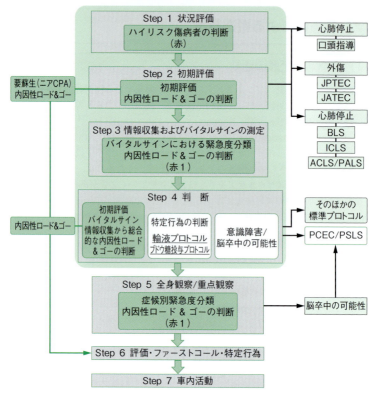

図Ⅱ-4 PEMEC アルゴリズム 〔文献2）より引用〕

これらは共通するアルゴリズムを有しており，1〜7のStepを踏み（図Ⅱ-4），内因性疾患に対して日常の救急活動と整合性をもたせてプレホスピタルケアを標準的に行えるように作成されているので，多くの救急隊員にとって受け入れやすいものとなっている。

》Step 1：状況評価

通報から傷病者接触までの事前情報や現場状況から円滑な現場活動を行うための体制作りを意味する。そのために通信指令員からの情報収集，感染防御，携行資器材確認，安全確認，傷病者数確認などが含まれている。ここでは，通報内容より通信指令員は緊急度判断を行い，緊急度が高ければ，赤の「ハイリスク傷病者」と判定し，救急隊員および救急救命士が情報として得ることができる。

》Step 2：初期評価

傷病者に接触し，その生理学的観察から蘇生処置の必要性と内因性ロード＆ゴー

表Ⅱ-1　PSLSのアルゴリズム（Step 5）へ移行する際の判断基準

> 1．内因性ロード＆ゴーではない
> 2．以下の4項目のうち，1つ以上が該当する
>   ①シンシナティ病院前脳卒中スケール（CPSS）（顔面のゆがみ，上肢の麻痺，言語障害）が1項目以上陽性，またはドロップテストで左右差があり（脳梗塞または脳出血）
>   ②持続性めまいと嘔吐，頭痛（小脳出血または小脳梗塞）
>   ③外因なしにJCS100以上，またはGCS合計点8以下，両側瞳孔縮瞳（脳出血または脳幹梗塞）
>   ④突然の激しい頭痛（くも膜下出血）

の有無（**MEMO 2**参照）を迅速に判断する。すなわち，A：意識と気道の評価，B：呼吸の評価，C：循環の評価，およびD：神経症状の評価，を行い，内因性ロード＆ゴーの適応と判断した場合には，必要な救急処置を行い，内因性ロード＆ゴーを宣言して，医療機関にファーストコールを行い，Step 2以降のアルゴリズムを中断・省略して早期車内収容，病院搬送を目指す。この際，必要に応じて，気道確保，酸素投与，換気を処置として行う。

≫ Step 3：情報収集およびバイタルサインの測定

情報収集として，現場の状況や，傷病者の既往歴，通院歴などをSAMPLEなどを用いて収集して，主要徴候などをOPQRSTなどから情報収集する（**MEMO 3**参照）。また，バイタルサインを測定することにより緊急度を5段階〔赤（赤1，赤2），黄，緑，白〕に分類し，赤1の場合には内因性ロード＆ゴーの適応であり，Step 3以降のアルゴリズムを中断・省略して早期車内収容，病院搬送を目指す。赤1以外の場合には，情報収集の内容を考慮したうえで，Step 4において緊急度・重症度および内因性ロード＆ゴーの適応を総合的に評価する。

≫ Step 4：判断

Step 1～3までの結果を踏まえて緊急度・重症度および内因性ロード＆ゴーの適応を総合的に評価する。このStepでは具体的な病態を想定することを目指して，ショックや低血糖による意識障害と判断し，輸液プロトコルやブドウ糖投与プロトコルの適応がある場合にはファーストコールと指示要請を行う。内因性ロード＆ゴーと判断した際には必要な処置を行ったうえでStep 6に移行する。さらに意識障害を認める場合にはPCECを適用し，脳卒中を疑った際にはPSLSのアルゴリズムへ移行して神経所見についての重点観察（Step 5）を行う。PSLSのアルゴリズムへ移行する際の判断基準を**表Ⅱ-1**に示す。

MEMO 2　PEMECで使用される用語

①内因性ロード＆ゴー（表Ⅱ-2）
　呼吸（A・B）の異常，循環（C）の異常などの生理学的徴候の異常を生命に危機が迫っている緊急度の高い病態と位置付けている。これらの異常が確認で

きれば，内因性ロード＆ゴーを宣言する．また，呼吸，循環が安定していても脳ヘルニア徴候（Dの異常）が疑われた場合には内因性ロード＆ゴーを宣言して必要な処置を行い，それ以降のアルゴリズムをいったん中断して適切な医療機関への搬送を開始する．

表Ⅱ-2 "内因性ロード＆ゴー"の判断基準

以下の異常を有する場合に適切な処置を行っても状態が改善しない場合
Aの異常：気道閉塞または狭窄を伴う Bの異常：呼吸数または呼吸様式の異常を伴う 　　　　　SpO_2 が 90％ 未満 Cの異常：皮膚の冷汗・湿潤・蒼白，脈が微弱 　　　　　収縮期血圧が 90 mmHg 未満 Dの異常：脳ヘルニア徴候

【必要な処置】
1．気道確保，口腔内異物除去，分泌物吸引 2．補助呼吸，酸素投与 3．側臥位または回復体位

②緊急安静搬送（Hurry but Gently，表Ⅱ-3）

内因性ロード＆ゴーには該当しないが，くも膜下出血や大動脈解離など搬送中にバイタルサインの異常や脳ヘルニアなどの急変が生じやすい病態では，愛護的な搬送を心がけ，急変にも対応できるように心がける．

表Ⅱ-3 緊急安静搬送（Hurry but Gently）（例）

分類	病態	症状・徴候	疑う疾患	起こり得る急変
A	気道狭窄	狭窄音，咽頭部痛	急性喉頭蓋炎	窒息
		狭窄音，咳き込み	気道異物	
B	換気障害	頻呼吸，喘鳴，膿性痰	肺炎	低酸素血症
		胸郭の動き，呼吸音の左右差	自然気胸	緊張性気胸による閉塞性ショック
C	不整脈	動悸	安定した心室頻拍	心室細動
			高度房室ブロック	心停止，心室細動
	大動脈病変	腰背部痛，片麻痺	大動脈解離	出血性ショック，脳梗塞
		腹痛，他	大動脈瘤破裂	出血性ショック
D	頭蓋内疾患	激しい頭痛・嘔吐	くも膜下出血	再破裂，脳ヘルニア
		中枢性めまい	小脳出血，椎骨脳底動脈解離	再出血，脳ヘルニア
E	体温異常	低体温	偶発性低体温症	心室細動
		高体温	熱中症，脳炎・髄膜炎	痙攣
その他	頸髄損傷	四肢麻痺	頸髄損傷	呼吸停止

③ハイリスク傷病者

通信指令員が救急要請を受信した時点で，通報内容や状況評価から呼吸・循

環の異常をはじめ傷病者が重症であることを疑わせる病態であることをいう。出動する救急隊員および救急救命士は，内因性ロード＆ゴーや緊急安静搬送（Hurry But Gently）を念頭に病院前活動に臨む。

MEMO 3　情報収集

①SAMPLE
　S：**S**ymptom and Search（症状と原因の検索）
　A：**A**llergy〔アレルギーの有無＋ADL（日常生活動作）〕
　M：**M**edicine〔薬物治療の有無，薬手帳・（小児では）母子手帳の情報〕
　P：**P**resent illness, Past illness（現病歴・既往歴の有無）
　L：**L**oss of consciousness/Last oral intake（意識消失の有無/最終食事摂取時間）
　E：**E**vents preceding the incident（発症時の出来事）
②OPQRST
　O：**O**nset（発症様式）
　P：**P**alliative/Provocative（寛解因子/増悪因子）
　Q：**Q**uality（性状）
　R：**R**egion/Radiation（場所/放散）
　S：related **S**ymptoms/**S**everity（随伴症状/重篤度）
　T：**T**ime course（時間経過）

≫ Step 5：全身観察/重点観察

バイタルサインが安定し，内因性ロード＆ゴーではない場合に全身観察/重点観察に移行する。Step 4 で具体的に病態が想定できる場合には，それを想定した局所の重点観察を行い，具体的に病態が想定できない際には全身詳細観察を行う。Step 4 で脳卒中が想定される場合にはPSLSのアルゴリズムに移行し，Step 5 で全身観察/重点観察としてすなわち倉敷病院前脳卒中スケール（KPSS）などに従って傷病者を評価する。また，ここで意識障害が認められれば，意識障害の原因特定につながる身体所見の詳細な観察を行う。その結果，脳卒中の疑いが生じた際にもPSLSのアルゴリズムに移行することになる（p.9，図Ⅱ-2 参照）。

≫ Step 6：評価・ファーストコール・特定行為

Step 1～5 で得られた情報から系統的に病態の評価，必要な救急処置，および適切な病院選定とファーストコールを行い，搬送を開始する。

≫ Step 7：車内活動

傷病者を車内収容した直後から医療機関到着までに行う活動で，救急現場で施行できなかった処置や観察，モニター装着，保温や酸素投与，バイタルサインの評価などが含まれる。

2) 意識障害傷病者の病院前判断

　脳卒中，とくに発症直後の脳卒中においてはさまざまな程度で意識障害を伴うことが多い。しかし，意識障害は救急疾患のなかでも高頻度に遭遇する病態であり，脳卒中以外にも生じるために救急隊員が主としてかかわる病院前救護において，意識障害を有する患者（傷病者）を適切に判断し，適切な医療機関へ搬送することはきわめて重要である。そのために意識障害の観察と判断，およびその処置を標準化することの重要性が強調されている。このような状況のなかで，日本臨床救急医学会は，病院前での意識障害傷病者の症状の観察，評価，医療機関選定に主眼を置いた PCEC（意識障害病院前救護：Prehospital Coma Evaluation & Care）を標準化プログラムとして提示した。

(1) PCEC の基本理念とその位置付け

　病院前救護における意識障害は，救急隊員が遭遇する頻度の高い病態であり，軽症例から重症例までさまざまな状態を呈する。したがって，病院前救護において意識障害を有する傷病者の観察，評価や処置の標準化が必要となる。病院前の救急現場で意識障害を有する傷病者に遭遇した場合の観察，評価，処置および医療機関選定に主眼を置いた標準化プログラムが PCEC である。PCEC は日本臨床救急医学会の神経救急病院前救護・初期診療ガイドライン検討委員会（当時）が作成し，2009（平成 21）年 1 月に公表された。

(2) PCEC の概要

　PCEC の基本概念を図Ⅱ-5 に示す

　PCEC は現場における状況評価（Step 1），初期評価（Step 2），情報収集（Step 3），判断（Step 4），全身観察（/重点観察）（Step 5），評価・ファーストコール・特定行為（Step 6），車内活動（Step 7）などから構成される。このようなアルゴリズムのなかで，判断（Step 4）において脳卒中が疑われる場合は脳卒中病院前救護（PSLS：Prehospital Stroke Life Support）のアルゴリズムに移行する（図Ⅱ-2）。

(3) PCEC と ISLS

　病院前救護のなかで意識障害を伴う脳卒中は PCEC の対象となる。したがって，救急外来での脳卒中の対応を中心とした ISLS は PCEC と密接な関連を有する。意識障害を有する傷病者に対しては，脳卒中である可能性も念頭に置いた病院前の活動が重要である。このような PCEC，PSLS，ISLS の連携により，病院前救護から救急初療室まで円滑な脳卒中初期診療が可能となる。

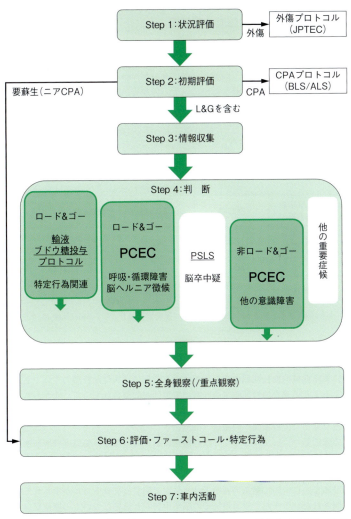

図Ⅱ-5 PCECのアルゴリズム 〔文献3〕より引用・改変〕

3) 脳卒中傷病者の病院前搬送判断

　脳卒中の診断と治療を円滑，迅速に施行することは救命のみならず，後遺症軽減

MEMO 4　PSLSの感度, 特異度

　東京都は東京都脳卒中急性期医療機関, 東京都指定二次救急医療機関, 東京消防庁, 稲城市消防本部, 東久留米市消防本部の協力を得て, 2010 (平成22) 年2月22日～同年3月1日の1週間に救急隊が搬送した全事案を対象として脳卒中救急搬送体制の検証を行った。そのなかで, 救急隊の判断と医療機関の診断を突合させて, 救急隊の脳卒中判断の感度・特異度を検証した。なお, これらの消防本部における救急現場の脳卒中判断はPSLSに準拠しているものである。その結果, 下表のように救急隊による脳卒中判断の感度は82.4%, 特異度97.9%, 陽性的中率59.6%, 陰性的中率99.3%であることが判明した。

	医療機関の1週間後の確定診断		計	的中率
	脳卒中	脳卒中以外		
救急隊が脳卒中疑いと判断	300件	203件	503件	陽性的中率 59.6%
救急隊が脳卒中非該当と判断	64件	9,542件	9,606件	陰性的中率 99.3%
計	364件	9,745件		
感度・特異度	感度 82.4%	特異度 97.9%		

〔東京都脳卒中救急搬送体制実態調査報告書（平成23年3月　東京都福祉保健局）より引用〕

のためにも重要である。脳梗塞発症後4.5時間以内のrt-PAの静脈内投与や血管内手術による機械的血栓回収療法などの導入を背景に, 病院前救護の主体である救急隊によるより迅速な急性期脳卒中判断の重要性が強調されている。すなわち, 病院前で脳卒中を発症したことを判断する (detection), 救急隊の出動 (dispatch), 治療可能な適切な医療機関への搬送 (delivery) である。

　救急隊活動マニュアルとして「救急搬送における重症度・緊急度判断基準作成委員会報告書」(財団法人救急振興財団, 平成16年3月) が公表されている[4]。報告書には脳卒中の症状としてしばしば観察され, しかも重要な意識障害, 麻痺, 頭痛, およびめまいについて搬送の判断指針, 処置に関するプロトコルが示されているので参照されたい。また, 救急現場での脳卒中判断と対応についての標準プログラムであるPSLSには, 顔面のゆがみ, 上肢の麻痺, 言語障害のなかで1つでも新たに認められれば72%, すべて認められれば85%以上の確率で脳卒中と判断可能なCPSSが紹介されている (p.222参照)。

文　献

1) 日本臨床救急医学会監, PCEC・PSLS改訂小委員会編：救急隊員による脳卒中の観察・処置の

標準化PSLSガイドブック2015. へるす出版, 東京, 2015.
2) 日本臨床救急医学会監, 日本臨床救急医学会PMEC検討小委員会編：PEMECガイドブック2017；救急隊員による疾病の観察・処置の標準化. へるす出版, 東京, 2017.
3) 日本臨床救急医学会監, PCEC・PSLS改訂小委員会編：PCECガイドブック2016救急隊員による意識障害の観察・処置の標準化. へるす出版, 東京, 2015.
4) 救急振興財団：救急搬送における重症度・緊急度判断基準作成委員会報告書. 2004.
http://www.fasd.or.jp/tyousa/hanso01.pdf（2018年2月8日閲覧）

III

『ISLS コース』の設定と アルゴリズム

『ISLSコース』の設定とアルゴリズム

1 『ISLSコース』の概略

1) 『ISLSコース』の目的

　本コースは神経蘇生の一環として，脳卒中の専門医ではなく，脳卒中の初期診療に携わる救急医，各科医師，診療所の医師・看護師，救急隊員，コメディカルなど多職種を対象とし，職種に応じた脳卒中初期診療の理解と修得を目的として設計されている。

≫ 到達目標
- 客観的な意識障害の評価ができる。
- 脳卒中スケールを用いた評価ができる。
- 脳卒中初期診療における呼吸・循環管理ができる。
- 代表的な脳卒中症例について意見を述べることができる。

2) コースカリキュラム

　ISLSコースは，当初 Immediate Cardiac Life Support（ICLS）コース受講を前提とし，これを補う形での半日コースとして設計された※。しかし，コース開始から約12年が経過しPSLSと共にISLSの普及に伴い，参加者の職種の多様化が進んでいる。また後述（p.26）の神経蘇生ユニバーサルアルゴリズムにおいて，左側に示されたBLSからALSまでのICLSの隣にISLSが位置づけされた。こうしてICLSとの密接な連携を保ちつつ，ISLSとして独立した形でのコース成立に至っている。

※ICLSのCはAHAのACLS（Advanced Cardiovascular Life Support）のCと異なり，"vascular"すなわち脳卒中対応を含まない。

（1）時間割

　半日を基本としたISLSコース例を表Ⅲ-1a，bに示す。
- 予習とガイドブック供覧を前提としてコースは進行する。
- 模擬患者またはシミュレーターを用いた体験型学習を基本とする。

（2）具体的な内容

　脳卒中初期診療を行ううえで必要となるスキルや考え方を，受講者一人ひとりが実技と討論を通して学習する。

	グループ1	グループ2	グループ3
9:00～9:30	イントロダクションとデモンストレーション		
9:30～10:20	意識障害	脳卒中スケール	呼吸・循環管理
10:30～11:20	脳卒中スケール	呼吸・循環管理	意識障害
11:30～12:20	呼吸・循環管理	意識障害	脳卒中スケール
12:30～13:20	症例検討		
13:20～13:30	修了式		

a:ヒューマンシミュレーター1台を共有する場合など

	グループ1	グループ2	グループ3	グループ4
13:00～13:30	イントロダクションとデモンストレーション			
13:30～14:20	意識障害	意識障害	意識障害	意識障害
14:30～15:20	脳卒中スケール	脳卒中スケール	脳卒中スケール	脳卒中スケール
15:30～16:20	呼吸・循環管理	呼吸・循環管理	呼吸・循環管理	呼吸・循環管理
16:30～17:20	症例検討			
17:20～17:30	修了式			

b:模擬患者のみを用いた場合には各ブースが全モジュールを直列で行うことができる

表Ⅲ-1 コース例

a) 意識障害の評価

》到達目標
- 神経蘇生の一環としての脳卒中初期診療のアルゴリズムを理解している。
- JCS, ECS, GCS を用いて迅速に意識障害の評価ができる。

》指導項目
- Primary survey における呼吸・循環の安定化の後の緊急度の評価
- JCS, ECS, GCS を用いた意識レベルの評価

》進　行
- 初期診療アルゴリズムにおける意識レベルの評価のタイミングを確認する。
- 模擬患者またはシミュレーターを用いて JCS, ECS, GCS による意識レベルの評価を行う。

b) 脳卒中スケール

》到達目標
- 標準的な脳卒中スケールを用いて脳卒中の急性期重症度評価ができる。

>> 指導項目
- シンシナティ病院前脳卒中スケール（CPSS），倉敷病院前脳卒中スケール（KPSS）などを用いた脳卒中の病院前スクリーニングまたは重症度評価
- NIHSSまたはJSS（Japan Stroke Scale）を用いた脳卒中の重症度評価

>> 進 行

模擬患者を用いて，職種に応じた病院前または病院での脳卒中スケール評価の実技を行う。

c) 呼吸・循環管理

>> 到達目標
- 脳卒中初期診療における職種に応じた呼吸・循環管理とチーム医療の役割を実践できる。

>> 指導項目
- スキル
・気道・呼吸の評価，酸素投与の適応，気管挿管および鼻咽頭（口咽頭）エアウェイの適応
・循環の評価，輸液の種類，緊急降圧の適応と方法
・中枢神経評価と頭部CT実施のタイミング
・その他（嘔吐・痙攣対応，体温・血糖・頭蓋内圧管理など）
- チーム医療
・役割分担と互いの協力
・良好なコミュニケーション

>> 進 行

多職種の受講生がチームを作り，シミュレーターまたは模擬患者を用いて，シナリオ形式で急性期脳卒中への初期対応を実践する。

d) 症例提示

>> 到達目標
- 代表的な脳卒中症例の検討を通して，職種に応じた脳卒中患者の初期対応を述べることができる。

>> 指導項目
- 病型の異なる脳卒中の画像読影のポイント
- 職種に応じた脳卒中患者への初期対応のまとめ
- 業務環境で生じ得る職種ごとの課題の解決または共有

>> 進 行

受講生背景等を考慮して方法を決定する。以下に例を示す。
（例1）CTやMRI画像を供覧し，質疑を交えながら各症例について治療法などを検討する。

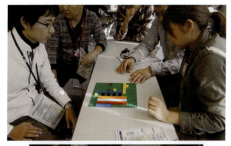
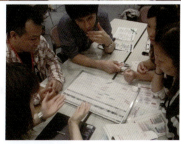

図Ⅲ-1　コース風景（症例検討）

（例2）初期診療手順について tabletop exercise によるグループ学習を行う（図Ⅲ-1）。
（例3）初期対応の動画を供覧し，職種間で意見を交換する。

2　脳卒中初期診療のアルゴリズム

1）『ISLS コース』の位置づけと目的

ISLS は神経蘇生の一環として，一次救命処置（BLS）および二次救命処置（ALS）を補う形で存在する。図Ⅲ-2 はその全体像を示したユニバーサルアルゴリズムである。このなかで左側に ICLS が，右側に ISLS が含まれる。ISLS の詳細なアルゴリズムを図Ⅲ-3 に示す。

ISLS コースは，primary survey として最初に患者の呼吸・循環の把握と安定化を行ったうえで意識レベルなどの主な中枢神経評価を行い，その後に secondary survey として詳細な神経学的評価，頭部 CT，情報の収集，他の疾患との鑑別を行ったうえで，tertiary survey として専門治療へ適切に引き継ぐ，またはそれを支援できる医療者の養成を目的とする。

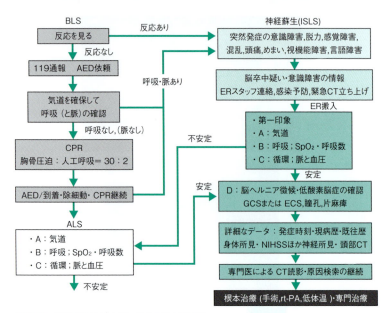

図Ⅲ-2　神経蘇生のユニバーサルアルゴリズム

2) ISLSアルゴリズムの解説

以下，図Ⅲ-3に示したISLSアルゴリズムについて説明する。

(1) 地域での脳卒中診療体制の確立

普段から地域，医療圏単位で，脳神経外科手術や血栓溶解療法・血管内治療（機械的血栓回収療法）が可能な医療施設を把握し，脳卒中患者が適切な時間内に，適切な治療を行うことができる施設に搬送されるようメディカルコントロール体制を確立する。

(2) 搬入準備

救急隊から，病歴，状況評価，病院前脳卒中スケールなどにより脳卒中の疑われる傷病者の収容依頼を受け，迅速で適切な対応ができるよう，初期診療体制を整える。

スタッフの招集，スタンダードプリコーションに基づく感染防御資材の装着，酸素・輸液，吸引・気管挿管など気道管理の準備を行う，専門チーム〔脳神経外科手術や血栓溶解療法・血管内治療（機械的血栓回収療法）〕に連絡し，必要に応じて指

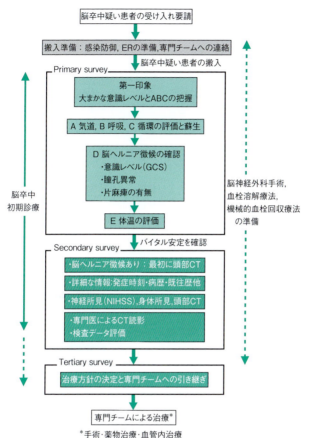

図Ⅲ-3 ISLS アルゴリズム

示を受ける，などである。

(3) Primary survey

第一印象：短時間での重症か否かの判断

　救急車から患者がストレッチャーで出てきたら，「お名前は？」などと呼びかけて患者の反応を確かめながら，五感を使って患者の，声，息遣い，皮膚所見，脈，呼びかけへの反応を短時間に確認する。意識レベルは AVPU あるいは ECS の桁数で

評価し，おおまかな全身状態の把握により緊急度を推定し，スタッフに周知させることを目的とする。

A：気道の評価

初期評価で気道に問題がある場合は，直ちに気道の確保を行う。AVPU での P, U や，ECS 3 桁の場合にはとくに注意が必要となる。舌根沈下の際は下顎挙上など用手的に気道を開通させ，必要に応じてエアウエイを挿入する。重症であれば気管挿管が必要となり，クラッシュ気管挿管または薬剤を用いた迅速気管挿管（Rapid Sequence Intubation；RSI）を行う。

B：呼吸の評価

視診により胸郭の動きと呼吸回数を，聴診により呼吸音を確認し，さらに動脈血酸素飽和度（SpO_2）をモニターして呼吸状態を評価する。酸素投与は必要に応じて行う。低酸素血症による二次性脳障害の回避は当然であるが，低酸素血症のない脳卒中患者に対してのルーチンの酸素投与は予後の改善にはつながらないことも認識しておく。また，嘔吐による誤嚥や神経原性肺水腫などの合併が疑われたら，ポータブル胸部 X 線を施行し，必要に応じて上記方法に従い気管挿管を行う。

C：循環の評価

まず皮膚の冷汗・湿潤の有無，脈の強さ・速さなどを五感を用いて迅速に確認する。次に心電図モニターと血圧計を装着して心拍数と血圧を測定し身体所見と合わせて循環動態を評価する。循環の評価を行う一方で糖を含まない細胞外液により静脈路を確保し，低血圧や循環血液量減少は是正に努める。高血圧は病態を考慮し，とくにくも膜下出血や脳出血では降圧を考慮する。血液検査（血算・生化学・電解質・凝固系など）のための採血を行う。血糖値は救急外来での簡易血糖測定器でも行い，低血糖は直ちに是正する。高血糖は過度の低下に注意して補正を開始する。動脈採血を行う場合には，血栓溶解療法の可能性を考慮し圧迫止血可能な部位を選択する。12 誘導心電図を記録する。さらに，大動脈解離やたこつぼ心筋症が疑われた場合には心臓超音波検査を施行する。

D：中枢神経系の評価

ECS または GCS による意識レベルの評価，瞳孔異常の有無，片麻痺の有無を観察する。脳ヘルニア徴候があれば早期に専門医に連絡をとり，呼吸・循環が安定化したうえで頭部 CT を実施する。

≫ 脳ヘルニア徴候

脳ヘルニアとは，頭蓋内出血や広範な脳梗塞に伴う脳浮腫などで頭蓋内圧が急激に亢進し，脳組織の一部が小脳テントや大後頭孔の隙間を通って外側に脱出する病態をいう。脱出した脳組織により脳幹への圧迫または脳幹の偏位が生じ，意識・呼

吸の障害が進行して死に至る。脳ヘルニア徴候は生命の危険に直結し，迅速で適切な対応が要求される。以下のいずれかを認める場合は，早期に脳外科医に連絡をとる。

　①ECS 20 以上，JCS 30 以上，GCS 合計点 8 以下
　②ECS，JCS で 1 桁以上，GCS 合計点 2 以上の急激な低下
　③傾眠以上の意識障害で，かつ瞳孔不同・片麻痺・Cushing 現象（徐脈を伴う高血圧）を合併

※片麻痺：頭部外傷では占拠性病変の増大，頭蓋内圧亢進の結果として片麻痺となることがあり，片麻痺は脳ヘルニア徴候と判定することが多いが，脳卒中では，頭蓋内圧亢進を伴わない脳巣症状として片麻痺を呈することも多いため，片麻痺を用いた脳ヘルニア徴候の判定には注意を要する。

E：体温の評価

　脳卒中急性期の中枢性高熱は予後不良の因子であるため，38℃以上の高体温の場合には全身状態をみて早期の解熱または冷却を考慮する。また，低体温について，30℃以下の高度低体温以外では積極的な復温を避ける。

（4）Secondary survey

a）脳ヘルニア徴候を認めた場合の対応

　Primary survey で脳ヘルニア徴候が認められた場合には呼吸と循環の安定を確認した後，secondary survey の最初に頭部 CT を施行し，脳神経外科医にコンサルトする。

b）神経学的および全身観察

　脳ヘルニア徴候がなければ，secondary survey に移った後に詳細な神経学的観察と全身観察を開始する。rt-PA を用いた血栓溶解療法の候補となる脳梗塞患者ではNIHSSにより重症度の評価を行う。くも膜下出血や大動脈解離が疑われる場合には降圧と鎮静を考慮しながら観察を進める。

c）情報収集

　本人，家族，関係者から現病歴，既往歴の聴取を行い，また救急隊から現場状況に関する情報を取得し，同時に正確な発症時刻の把握に努める。

d）頭部 CT（MRI）

　呼吸・循環が安定していることを確認して頭部 CT または MRI を施行する。できるだけ早期の決定的治療開始のために来院20分以内に頭部CTを施行できることを目標にする。

e) 頭部 CT（MRI）読影と造影 CT の追加

　rt-PA を用いた血栓溶解療法の候補となる患者では，来院 1 時間以内の治療開始を目標として専門医による CT または MRI の読影を済ませる。くも膜下出血や大動脈解離，主幹脳動脈閉塞による脳梗塞が疑われる患者では，造影 CT の追加，読影を考慮する。

f) 追加検査

　血液検査，胸部 X 線，頭部 CT（MRI），12 誘導心電図，頸部・心臓超音波検査，に加えて，以下の疑いがあれば追加検査を行う。ただし，血栓溶解療法適応患者へのrt-PA 治療や血管内治療（機械的血栓回収療法）に遅延を生じないよう注意する。

- 大動脈解離：胸腹部造影 CT
- 脳動脈解離，くも膜下出血：頭頸部造影 CT
- CT で診断困難なくも膜下出血：腰椎穿刺
- 外傷：頸椎 X 線（CT）
- てんかん発作：脳波検査
- 薬物中毒（アルコールを含む）：スクリーニング検査，血中濃度
- 妊娠：スクリーニング検査

(5) Tertiary survey（治療方針の決定と専門チームへの引継ぎ）

a) 検査結果の検討

　諸検査の結果を病歴，身体所見と併せて検討する。出血性脳卒中や rt-PA による血栓溶解療法候補の患者では，出血性素因や症候性頭蓋内出血の危険因子を評価する。血栓溶解療法候補の患者ではチェックリストの確認が必須となる。

　主幹脳動脈閉塞（内頸動脈や中大脳動脈 M1 閉塞）による脳梗塞では発症 6 時間以内に血管内治療（機械的血栓回収療法）が行われるように手配する。自院での対応が困難な場合は，地域での取り決めに従い，診断・治療と並行して，早期に転院（Drip and Ship，**MEMO5**）を進める。

MEMO 5　Stroke Bypass と Drip and Ship（Drip, Ship and Retrieve）

　rt-PA 静注による血栓溶解療法は，発症から 4.5 時間以内の急性期脳梗塞に対し有効性が確立された重要な治療法である。また近年，内頸動脈や中大脳動脈近位部急性閉塞などの rt-PA 静注療法の有効率が低い重症脳梗塞症例で血管内治療による機械的血栓回収の併用が有効であることが示された[9]。虚血性脳梗塞においては発症から血流再開までの時間が短かければ短いほど良好な予後が期待できる。そこで脳卒中が疑われる傷病者では，直近の救急医療機関搬送

に比べ，多少の搬送時間延長は許容し，Stroke Care Unit（SCU）を有しrt-PA静注や血管内治療が常時・即時可能な包括的脳卒中センターへ優先的に搬送しようとする考えかた（Stroke Bypass）がある。

一方で地域によっては，地理的に包括的脳卒中センターへのアクセスに制限がある場合も少なくない。そのような地域では一次，二次救急医療機関で速やかにrt-PA静注療法を開始し（drip），その後，包括的脳卒中センターへ搬送（ship）し，rt-PAにより再開通が得られない場合には機械的血栓回収（retrieve）を併用し（Drip, Ship and Retrieve），SCUで全身管理を行うことで転帰の改善することが期待される[10]。

脳卒中患者により早期に治療を行い良好な予後を得るためには，Stroke Bypass, Drip and Ship（Drip, Ship and Retrieve）のいずれにしても，普段から地域の医療機関が連携して脳卒中救急医療体制を構築するとともに，地域MC協議会を通じて消防・救急隊が適切に病院選定と搬送できる体制を構築することが必要である。

b）治療の説明と同意

決定的治療の開始が遅延しないよう，専門医による円滑な患者または代諾者への説明を支援し，多職種連携のもと専門治療チームへの引継ぎを行う。臨床現場では治療開始の遅れを防ぐために，患者来院時より代諾者の存在の有無を確認し，診察や検査と同時進行で説明を開始したり，あらかじめ要点をまとめた説明文書や業務マニュアルを用意して時間を短縮する。

c）家族対応のポイント

脳卒中は，突然の麻痺，失語，意識障害などの症状から予後に関する不安は測り知れない。家族は状況を把握できていない状態で，生命の危機状態や治療の選択に関し，短時間で意思決定しなければならないことがあり家族の負担は大きい。また，医療者の発言や態度が家族に大きな影響を与えることを自覚しなければならない。

このような状況において，患者への治療が優先されるなか，家族の危機的状態を理解し早期から支援する必要がある。詳細は「救命救急センターにおけるISLS」，「家族看護」（p.130）を参照とする。

以上をまとめたケースマップ（**MEMO6**）を脳出血重症例（代表症例 Case 15, p.215）と機械的血栓回収療法適応脳梗塞例（代表症例 Case 1, p.147）について図Ⅲ-4a，bに示す。

Case 15

現病歴：28歳、女性。事務作業中の18:00ごろ突然頭痛と右上下肢の脱力を訴え意識障害に至った。18:25病着

既往歴他：なし

救急隊からの第1報

病院前	
Right patient	
Right time	
Right place	90%/分
	SpO₂ 90%
	30回/分
	240/125
	36℃
JCS 3ケタ	
瞳孔不同	
右 drop test (+)	

ISLSケースマップ 脳動静脈奇形による左皮質下出血（手術）

項目	STEP	Primary survey（来院より10分以内）					Secondary survey		Tertiary survey
		A (気道)・B (呼吸)・C (循環)		D (中枢神経)	E (体温)				
到達目標	第1印象	あたりをつけ周知させる		呼吸循環の安定化	脳ヘルニア徴候の識別	体温の評価	情報収集（NIHSS）CT	25分以内	45分以内 治療方針決定と準備	60分以内
		90吐	96%				100% 14分 160/95 37℃		
身体所見		嘔吐、アルコリズム失調に伴い、新たに混入	視診正常 気道開放部 喘鳴・下肺野呼吸減弱 打診・触診正常 右下肺野に浸潤影	ショックではない 状態または医療行為の継続を示す	GCS JCS 100, E1V2M5 ECS 100L 瞳孔 右片麻痺 2/5鈍/-	体温正常 瞳孔なし		身体所見 頭部CT実施	正中偏移 脳底槽消失	皮質下出血
検査	血液				一般血液検査 随時血糖120mg/dl					
	生理機能				正常洞調律					
	12-ECG 超音波									
	画像						乳酸リンゲル液 60ml/h 前投薬フェンタニール静注 鎮静ミダゾラム等静注 筋弛緩 ベクロニウム等静注	鎮痛・鎮静剤の継続 高浸透圧利尿剤（マンニトール等）	頭部CT	呼吸器装着（SIMV FiO₂ 0.4 TV500, PEEP 5cm）
	CT/MRI	X-ray								
	点滴/注射									
	処置						気管挿管（RSI） セミファーラー15°			
	情報・書類						本人・救急隊・家族などから入手した情報や診療に必要な同意書等の意味をもつ		既往歴なし	脳神経外科医手術同意書連絡 脳血管造影

図Ⅲ-4a ケースマップ（脳出血：重症例）

(酸素マスクリザーバー付 6 ℓ/分) (側臥位) (内因性 L & G JCS 3 ケタ+瞳孔不同)

32 ISLSガイドブック2018

Case 1　ISLS ケースマップ　右中大脳動脈狭窄（血栓溶解療法＋血管内治療）

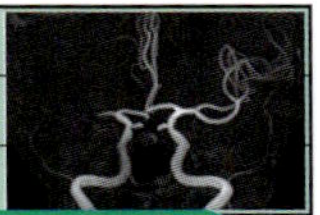

救急隊からの第1報
現病歴：82歳，男性。6:00に起床したが異常はなし。7:00頃に排尿後ベッ[…]し，家人が救急要請。 7:42 病着
既往歴：高血圧，脂質異常，陳旧性心筋梗塞，陳旧性右橋梗塞で服薬中（クロピドグレル，カルベジロール，ロサルタンカリウム，ロスバスタチン，ニコランジル）。

病院前	項目 ＼ STEP		Primary survey（来院より10分以内）						Secondary survey		Tertiary survey
			第1印象	A（気道）・B（呼吸）・C（循環）			D（中枢神経）	E（体温）	25分以内	45分以内	60分以内
Right patient Right time Right place	到達目標		あたりをつけ周知させる	呼吸循環の安定化			脳ヘルニア徴候を鑑別	体温の評価	情報収集 神経所見（NIHSS） CT	専門医のCT読影検査 データ評価	治療方針決定と準備
				脳神経外科手術，血栓溶解療法，機械的血栓回収療法の準備							
60	モニター	ECG（脈/分）	57 →								
96		SpO_2（%）	98								
18		呼吸（/分）									
125/76		血圧（mmHg）		（右），133/72（左） →							
36.2		体温（℃）					36.5 →				
0 1 麻痺	観察		重症ではない	気道異物なし 気道閉塞なし	視診・聴診正常 打診・触診正常	ショックではない 正常洞調律	GCS 15 JCS 1，ECS 1 左片麻痺（4/V） 瞳孔（4，3）	体温異常なし	NIHSS 9		
S ＋ −	検査	血液			血液一般 血糖値 125mg/dℓ						
A ＋		尿				（検尿）					
S −	生理機能	12ECG				正常洞調律					
KPSS 3		超音波				頸・胸部：異常なし					
C：0-0	画像	X-ray		胸部：異常なし							
M：0-2		CT									
V：1		MRI							MRI：右脳梗塞		
なし	点滴/注射				乳酸リンゲル液 100mℓ/h →						
なし	処置			自然気道 →							
上記	情報/書類								既往歴：上記 7:00 頃発症		rt-PA 同意書 脳血管造影同意書

専門チームによる治療（rt-PA 静注療法，機械的血栓回収術他）

異なる病態であっても，アルゴリズムが同じであれば横軸は同じ step となる

異なる病態であっても，医療現場の環境が同じであれば，縦軸の項目も同じ

アルゴリズム改定に伴い，新たに挿入

血栓溶解療法では来院から各 step 終了までの時間目標が設定されている。トータルで 60 分以内

図Ⅲ-4b　ケースマップ（脳梗塞：機械的血栓回収療法適応例）

MEMO 6　ケースマップとは

　脳卒中に限らず，救急初期診療は複数のスタッフにより行われるチーム医療である。医師，看護師，薬剤師，診療放射線技師，臨床検査技師など多くのスタッフが，身体観察，情報収集，各種検査，処置などを線形アルゴリズムに従い，同時並行で実施していく。これらのに関する知識と行動を図で示すには，少なくとも2次元による表現が必要になる。図Ⅲ-4a，4bはISLSの線形アルゴリズムを2次元で表現したものであり，ケースマップ（CM）と呼ぶ。これらのCMはISLSの診療手順を表現し，ISLSの知識構造を時系列で示している。急性期脳卒中患者の病院前救護（PSLS）を行う救急隊を含め，医療スタッフはこの知識構造を共有することがISLSのチーム医療には欠かせない。

文　献

1) 日本蘇生協議会監：一次救命処置（BLS）．JRC蘇生ガイドライン2015，医学書院，東京，2016，pp13-41．
2) 日本蘇生協議会監：成人の二次救命処置（ALS）．JRC蘇生ガイドライン2015．医学書院，東京，2016，pp43-174．
3) 日本脳卒中学会 脳卒中ガイドライン委員会編：脳卒中治療ガイドライン2015；追補2017対応．協和企画，東京，2017．
4) Ajimi Y, Berg BA, et al：Basic concept of cardio-pulmonary-cerebral resuscitation in ISLS. In：Agenda for International ISLS. Ed by International ISLS Working Group. Tokyo, Japan and Honolulu, USA, 2011.
5) 日本外傷学会，日本救急医学会監，日本外傷学会外傷初期診療ガイドライン改訂第5版編集委員会編：初期診療総論．改訂第5版外傷初期診療ガイドラインJATEC．へるす出版，東京，2016，pp1-24．
6) 日本外傷学会，日本救急医学会監，日本外傷学会外傷初期診療ガイドライン改訂第5版編集委員会編：改訂第5版外傷初期診療ガイドラインJATEC．へるす出版，東京，2016．
7) 安心院康彦：ERにおける意識障害患者の診療；『ACEC』を目指して．救急医学 33：1005-1009，2009．
8) 日本蘇生協議会監：脳神経蘇生．JRC蘇生ガイドライン2015，医学書院．東京，2016，pp345-407．
9) Berkhemer OA, Majoie CB, Dippel DW, et al：Endovascular therapy for ischemic stroke. N Engl J Med 372：11-20, 2015.
10) Tekle WG, Chaudhry SA, Hassan AE, et al：Drip-and-ship thrombolytic treatment paradigm among acute ischemic stroke patients in the United States. Stroke 43：1971-1974, 2012.
11) 安心院康彦：クリニカルマップとは．救急医学 35：1683-1687，2011．
12) Ajimi Y, Sakamoto T, Tanizaki Y, et al：Utility of clinical map puzzles as group training materials for the initial treatment of stroke. JCSR 2・3：3-9, 2013.
13) Ajimi Y, Ishikawa H, Takeuchi Y, et al：Use of a clinical map for quantitative evaluation of the structure of medical knowledge applied in an emergency room. JCSR 2・3：10-15, 2013.
14) 谷崎義生，中村光伸，中島重良，他：意識障害評価の診療（活動）手順；群馬からの提案．臨

床シミュレーション研究 2：3-10，2012.
15) 齋藤雄志：システム概念 (2) 構造化．知識と思考のメカニズム．知識の構造化と知の戦略．専修大学出版局，東京，2008, pp80-81.
16) 小宮山宏：知識の構造化．オープンナレッジ，東京，2004, pp66-67.

IV

『ISLS コース』の実際

『ISLS コース』の実際

1 意識障害の評価

1) はじめに

神経救急疾患の急性期患者を診療する際に、意識レベルが状態把握のための重要な判断材料の一つとなる。それを数値化することで、スタッフ間での患者の状態や意識レベルの変動の情報の共有をスムーズに行うためにコーマスケールが使用されている。現在わが国でもっとも使用されているスケールは Japan Coma Scale (JCS)、Glasgow Coma Scale (GCS) である。本コースではこれらに加え、迅速にスコアリングできる AVPU、JCS と GCS のハイブリッドともいえる Emergency Coma Scale (ECS)、また近年 GCS の改定版として開発された FOUR score を用いた評価法について学ぶ。

2) コーマスケールについて

本コースにて使用する各コーマスケールについて説明する。

A. Japan Coma Scale (JCS)

JCS (表Ⅳ-1)[1] は 1974 年に太田らにより破裂脳動脈瘤による出血の患者の意識レベルの判定を目的として開発され、当初は「常に覚醒している状態」、「刺激で覚醒する状態」、「刺激でも覚醒しない状態」の3段階に分類されたが、それぞれの分類に3つの子分類が作成され、3-3-9 度方式と呼ばれた。改定を重ね現在使用されている形式になったのは 1986 年であった。現在の JCS は開発当初の構造を継承しており、3大分類の上に清明であることを示す0の項目を追加し、10 段階のスケールとなった。その大分類のおかげで JCS の評価法に習熟していなくても Ⅰ桁、Ⅱ桁という表現の仕方だけで大まかに患者の重症度を評価、報告できることが大きなメリットである。

JCS の場合、覚醒の定義を「開眼しているかどうか」で判断すると定めており、つまり、患者を開眼させることのできる刺激の強さによって桁数が決まる。しかし、実際には覚醒の定義を開眼のみで判断することは不可能であり、この点が正確な評価の際に議論になることがある。この点を解決したものが後述する ECS である。

JCS に関しては日本国内のプレホスピタルから病院までのさまざまな状況で、多職種間においてもっとも多く使用され普及しているコーマスケールである。

```
0        意識清明
Ⅰ桁      刺激しなくても覚醒している状態
 1        大体意識清明だが,いまひとつはっきりしない
 2        見当識障害がある
 3        自分の名前・生年月日が言えない
Ⅱ桁      刺激すると覚醒する状態―刺激をやめると眠り込む―
 10       普通の呼びかけで容易に開眼する
 20       大きな声または体を揺さぶると開眼する
 30       痛み刺激にてかろうじて開眼する
Ⅲ桁      刺激しても覚醒しない状態
 100      痛み刺激にて払いのけるような動作をする
 200      痛み刺激で手足を動かしたり,顔をしかめたりする
 300      痛み刺激にまったく反応しない
```

注　R：Restlessness, I：Incontinence, A：Apallic state または Akinetic mutism

表Ⅳ-1　Japan Coma Scale

B. Glasgow Coma Scale（GCS）

GCS（表Ⅳ-2）[2]はJCSと同じ時期である1974年にTeasdaleらにより急性期頭部外傷の意識レベルの評価を目的として開発された。GCSは意識レベルに影響するE：開眼反応,V：最良言語反応,M：最良運動反応の3つの要素をそれぞれ評価したスコアの和で算出される。したがって3～15点の13段階で評価されるが,それぞれの組み合わせにより120通りの評価がなされるため,同じ合計点であっても重症度が異なる。そのためそれぞれの要素のスコアを解釈する必要がある。よってGCSにおいてはカルテなどの記載には合計点のみでなく,3要素のそれぞれの点数を書くことが重要である。

Eに関しては無刺激で開眼している状況が15秒以上維持できる場合に覚醒と判断する。よって閉眼してしまう場合には開眼させられる刺激の強さに応じてスコアリングされる。疼痛刺激を与える際にはそれに対する反応を観察し,後述するMの要素も同時に評価することで所要時間が短縮される。

Vについては時（月日）・人（他人の認識）・場所の3点について確認する。人の認識に関しては,GCSの場合自分の名前を言わせる,と解説されている論文もみられるが,原著に従うこととする。3点とも正解である場合は5点,1点でも不正解の場合は4点となる。また,単語のみの発語であれば3点,うなり声は2点となる。3点と4点の区別に関しては,2語文以上の文章を発することができれば4点とする。

Mについてはまずは呼びかけで指示に従うか確認する。麻痺がある場合は非麻痺側で,手を握ってもらうだけでなく,前頭葉の障害による把握反射を除外するために手を離すところまで評価することが必要である。指示に従えない場合には疼痛刺激での反応を観察するが,体の2カ所以上の異なる場所での評価が必要になる。そ

観察項目	反応	スコア
開眼 (E)	自発的に開眼する	4
	呼びかけにて開眼する	3
	痛み刺激にて開眼する	2
	まったく開眼しない	1
言語による反応 (V)	見当識あり	5
	混乱した会話	4
	混乱した言葉	3
	理解不能な音声	2
	まったくなし	1
最良運動反応 (M)	命令に従う	6
	疼痛部へ	5
	逃避する	4
	異常屈曲	3
	異常伸展	2
	まったくなし	1

＊挿管時は VT と記載し，1 点とする。

表Ⅳ-2 Glasgow Coma Scale

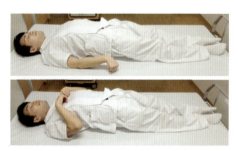

図Ⅳ-1 除脳硬直（上）と除皮質硬直（下）

の場合は胸骨部，非麻痺側の爪，眼窩上切痕部などを2カ所選び，圧迫して確認する。また，非常に重篤な状態であることを表す異常屈曲，異常伸展はそれぞれ除脳硬直，除皮質硬直（図Ⅳ-1）に相当する。また，やや複雑なMの要素の有用な記憶法がコース内では導入されている（図Ⅳ-2）。

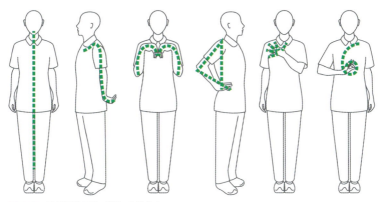

図Ⅳ-2 最良運動反応（M）の覚え方

3つの要素において，Mの要素がもっとも患者の意識レベルを鋭敏に反映するということで定評があり，その部分が後に開発されるECSの一部に導入されることとなった。

GCSは日本国内ではJCSに次いで浸透しているが，国際的にはもっとも広く使用されているコーマスケールである。

C. Emergency Coma Scale（ECS）

ECS（表Ⅳ-3）はJCSの覚醒の定義の曖昧さとGCSの評価法の複雑さを解決すべく，日本神経救急学会と日本脳神経外科救急学会の合同ECS委員会において，太田らが中心となり開発され，改定を重ね2003年に現在の最終形態となった[3]。JCS

```
Ⅰ桁  覚醒している（自発的な開眼，発語，または合目的な動作を認める）
 1     見当識あり
 2     見当識なしまたは発語なし
Ⅱ桁  覚醒できる（刺激による開眼，発語または従命をみる）
 10    呼びかけにより
 20    痛み刺激により
Ⅲ桁  覚醒しない（痛み刺激でも開眼・発語および従命なく運動反応のみをみる）
 100L  痛みの部位に四肢をもっていく，払いのける
 100W  引っ込める（脇を開けて）または顔をしかめる
 200F  屈曲する（脇を閉めて）
 200E  伸展する
 300   動きがまったくない
```

L：localize，W：withdraw，F：flexion，E：extension

表Ⅳ-3 Emergency Coma Scale

とGCS両者の長所を導入したハイブリッドのスケールである。構造はJCSと同じく覚醒させることのできる刺激の強さから大きく3つの大分類（桁数）に分け、そのなかにそれぞれ子分類が存在する構造になっている。また「覚醒」の定義がJCSから改良されており、「自発的な開眼、発語または合目的な動作のうちどれか1つでも認める」と明確に定められた。合目的な動作とは具体的に「ボタンをかけたり外したりする」、「はっきりとある部分に手をもっていき、掻いたりする」などの動きのことである。さらに瞬目（瞬き）を観察できればI桁、睫毛反射を認めればII桁、とする内容を覚醒の判断材料として追加したことで曖昧さが回避された。それぞれの桁数の子分類の評価法に関して説明する。I桁に関しては声をかけずに観察する方法はGCSやJCSと共通である。覚醒状態が確認された場合には時（月日）・人（自分の名前ではなく、他人の認識）・場所の3点について確認し、1つでも誤答する場合には2と判定される。他人の認識に関しては、具体的に検者が「私は誰ですか？」と尋ねたり、面識のある人物を指して「この人は誰ですか？」と尋ねたりして確認する。II桁に関しては刺激による覚醒を観察するが、まずは大きな声で呼びかけ、覚醒するか観察する。呼びかけに対して開眼しないが何とか返事ができる場合は10に判定する。覚醒しない場合には痛み刺激を加えるが、その際に声をかけながら胸骨部を手拳でもしくは非麻痺側の四肢の爪部を圧迫し、覚醒を観察する。痛み刺激で覚醒しない場合にはIII桁の判定に移る。3桁については先述したとおりでGCSのM要素が部分的に導入されている。指示動作に関しては離握手に従えるか確認するところはGCSと同様である。よって指示動作に従えない場合は疼痛刺激に対する反応、M5〜M1の判定に従うことでECS 100 L〜300が自動的に判定できる。なお、ECSにおいてのみ、100 Wに「顔をしかめる」が挿入されているところが特徴的である。

　ECSの評価マニュアルを提示する（表IV-4）。ECSに関しては現在コース内で導入され、徐々に日本国内で救急現場を中心に普及しつつある。覚醒の定義が改良されたことで、2007〜2008年に行われた3つのコーマスケール（ECS, GCS, JCS）の多施設合同比較研究[4]では評価者間の評価スコアの一致率がもっとも高い結果を示している。また入院時のコーマスケールのスコアと患者の転帰との相関に関しては、3つのスケールのなかでECSにおいてもっとも強い結果を示した。

D. 桁数評価とAVPU mental status exam

　ECSとJCS両者に共通する大きなメリットとしては、桁数のみの評価であれば非常に簡潔であり、すぐに理解が可能である点である。つまり、「覚醒状態であるか」、「刺激で覚醒させられるか」、「刺激でも覚醒させられないか」のみが判別できれば評価可能である。緊急時にゆっくり評価する余裕がない場合に桁数のみを報告することで大まかな重症度を伝達することができる。

　簡潔さにおいては、主に米国で使用されているAVPU mental status exam（表IV-5）[5]がそれに相当するものと考えられ、覚醒させることのできる刺激の強さで4

【Ⅰ桁】覚醒しているかどうか観察する

STEP①自発的な開眼・発語・運動を確認する（Ⅰ桁かどうか）
言葉による呼びかけや痛み刺激を加えず，自発的な開眼・発語・運動が１つでも確認されれば覚醒状態である。
覚醒状態であればSTEP②に進む。
覚醒状態でなければSTEP②を省略しSTEP③に進む。

STEP②見当識を確認する（１か２かの区別）
時・人・場所がわかるかどうか尋ねる。
　見当識が保たれていれば ································→ECSは１である
　見当識に障害があるか発語がない場合は ···········→ECSは２である

【Ⅱ桁】刺激による覚醒の状態を観察する

STEP③言葉による呼びかけで反応を観察する
大きな声で「もしもし わかりますか」，「どうしましたか」と呼びかける。
　言葉による呼びかけで覚醒すれば ·······················→ECSは10である
　言葉も出るが間違いが多い場合もこのレベルとする
言葉による呼びかけで覚醒しなければSTEP④に進む

STEP④痛み刺激を加えて覚醒の状態を観察する
付き添いなどがいれば「痛み刺激により覚醒の状態を判定します」と同意をとる。体幹部に外傷のない場合は胸骨部を手拳で圧迫する。四肢の爪部を鈍的に圧迫してもよい。必ず痛み刺激を加えて呼びかけを繰り返す。
　痛み刺激を加えて覚醒すれば ······························→ECS 20である
痛み刺激で覚醒しなければステップ⑤に進む

【Ⅲ桁】刺激しても覚醒しない状態

STEP⑤痛み刺激に対する反応を観察してECS判定を行う
痛み刺激に対して
　疼痛部位に四肢を持っていく，払いのける ···········→ECSは100Lである
　引っ込める（脇を開けて）または顔をしかめる ·······→ECSは100Wである
　屈曲する ··→ECSは200Fである
　伸展する ··→ECSは200Eである
　動きがまったくない ··→ECSは300である

表Ⅳ-4　ECSの評価マニュアル

段階に判定することができる。ECSと対応させるとAはⅠ桁，VとPの一部はⅡ桁，Pの一部とUはⅢ桁になる。このスケールはわが国ではプレホスピタルや，指示に対する従命や見当識の確認が困難な場合がある小児科救急において使用されている。

E. FOUR score

Full Outline of Unresponsiveness(FOUR)scoreは2005年に米国のMAYO ClinicにおいてWijDicksらによって発表された，最近注目されているスケールである（表Ⅳ-6）[6]。これはGCSの発展型ともいえるスケールであり，患者の呼吸状態や脳幹

A：意識清明
V：呼びかけに反応あり
P：痛み刺激に反応あり
U：刺激に対して反応なし

表Ⅳ-5　AVPU mental status exam

障害の重症度を追加することでより正確で鋭敏に患者の意識レベルを判定できると考え，開発された。要素の和でスコアを判定する方法はGCSと同様であるが，スコアが不正確になる原因になり得ると報告されているGCSのV要素が削除され，かわりにB：脳幹反射とR：呼吸が追加されたため，3つから4つ（E：Eye，M：Motor，B：Brain stem，R：Respiration）となった。またそれぞれの配点が0～4点の5段階，4点満点であり4要素の和で合計は16点満点，17段階となる。評価のマニュアルに関しては，MAYO Clinicから公開されているものを訳して示す（表Ⅳ-7）。

このスケールに関しては，複数の評価者間のスコアの一致率に関してはGCSと同様の成績を示している。またICU入室中の患者や脳外傷の患者における入院時スコアと転帰との関係を報告している論文が散見されるが，2015年のWijdicksらの論文[7]においては，ICU入室患者に限り，FOUR scoreが有意に患者の死亡率を予測し得る結果が報告されている。つまり，とくに重症の神経救急疾患急性期患者においてはFOUR scoreがGCSよりも正確に患者の状態を表現できる可能性が高い。常に覚醒している軽症の意識障害の詳細な評価には重点が置かれておらず，JCSやGCSよりもその点はむしろECSに近い印象である。将来的には緻密な意識レベルの観察の必要な現場においてGCSにとって代わっていく可能性があると考えられる。

3）意識障害の評価手順

実際にコース内で評価を行う場合，以下のステップで評価を行っていく。

》STEP Ⅰ　自発的に覚醒しているか観察する

問いかけや痛みなどの刺激は行わず，そのまま観察して「開眼，発語，合目的な運動」のどれか1つでも確認されれば覚醒状態であるとする（15秒以上持続して観察される）。……ECS Ⅰ桁，GCS E4，FOUR score E3以上

覚醒状態であればSTEPⅡへ進む

覚醒状態でなければSTEPⅢへ進む

》STEP Ⅱ　見当識を確認する

時（月日），人（自分ではなく他人の認識），場所がわかるか尋ねる。

観察項目	反応	スコア
目の反応（E）	開眼し，命令で追視または瞬きあり	4
	開眼するが追視しない	3
	大声で開眼する	2
	痛みで開眼する	1
	痛みでも開眼しない	0
運動反応（M）	命令で親指立て，グー，チョキのどれかができる	4
	疼痛部位を同定する	3
	痛み刺激で屈曲反応	2
	伸展反応	1
	痛み刺激に反応なしまたは全般性のミオクローヌス	0
脳幹反射（B）	対光，角膜反射両方あり	4
	一側の瞳孔が散大し固定	3
	対光または角膜反射なし	2
	対光，角膜反射両方なし	1
	対光，角膜反射，咳反射すべてなし	0
呼吸（R）	挿管なし，正常な呼吸	4
	挿管なし，チェーン・ストークス呼吸	3
	挿管なし，不規則な呼吸	2
	人工呼吸器下で自発呼吸あり	1
	人工呼吸器下で自発呼吸なし	0

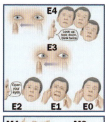
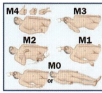
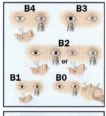
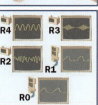

〔文献7）より引用・改変〕

表Ⅳ-6 Full Outline of Unresponsiveness（FOUR）score

＊GCSとECSで人の認識を確認する方法が異なるが，複雑になるため便宜上，「他人の認識」で統一して記載した．
　3つとも正解なら……ECS 1，GCS V5
　1つでも誤答なら……ECS 2，GCS V4以下
＊また，失語症や何らかの理由で発声できないようなときは，見当識の確認が困難であるためECS 2と評価する．

》STEP Ⅲ　言葉による呼びかけで観察する

大きな声で「わかりますか」など呼びかける．体をゆすったりしてもよい．

【目の反応：E】

最良の意識レベルを評価するため，少なくとも3回以上確認する
命令により少なくとも3種類の任意の目の運動ができる→E4
*閉眼している場合は開眼させ，指もしくは物を追視させる。水平追視ができない場合，垂直追視と瞬きを2回できるか確認する。これが可能な場合，患者は locked-in-syndrome として鑑別できる。
開眼はできるが，追視ができない→E3
大きな声を出さないと開眼しない→E2
痛みを与えないと開眼しない→E1
痛みでも開眼させることができない→E0

【最良運動反応：M】

どちらかの手で親指立て，グー，チョキのうち1つ以上の動きをする→M4
指示に従えない場合は痛み刺激を加え，その部分を同定できる→M3
*痛み刺激は顎関節もしくは眼窩上神経を押して加え，患者が検者の手を触ることを確認する。
痛み刺激での上肢の屈曲運動すべて→M2
伸展姿勢→M1
動きなしもしくは痙攣後のミオクローヌスの状態→M は 0

【脳幹反射：B】

対光反射と角膜反射を確認する
*角膜反射は4～6インチの高さから生理食塩液を2, 3滴眼球に落とす方法を推奨する。こよりを使用してもよい。咳反射は上記の2つの反射がみられないときのみ確認する。
対光反射も角膜反射も確認できる→B4
1眼の瞳孔が散大し固定している→B3
対光反射か角膜反射のどちらかを認めない→B2
対光反射も角膜反射も認めないが咳反射はあり→B1
3つの反射をすべて認めない→B0

【呼吸：R】

まず挿管していない状態を確認する
正常な呼吸状態→R4
チェーン・ストークス呼吸→R3
不規則な呼吸→R2
以下挿管，人工呼吸器下の状態になる
*人工呼吸器の自発呼吸の圧波形や，人工呼吸のトリガーの観察を行う。評価の際に $PaCO_2$ が正常範囲であることが望ましい。
自発呼吸あり→R1
自発呼吸なし→R0
*R0 に判定するためには無呼吸テストを行う必要がある。

表Ⅳ-7 FOUR score の評価マニュアル

言葉による呼びかけで覚醒すれば……ECS 10，GCS E3，FOUR score E2
言葉による呼びかけで覚醒しなければ……STEP Ⅳへ
》》STEP Ⅳ　痛み刺激で覚醒するか観察する
付き添い，家族がいれば痛み刺激を行うことを説明し，了承を得る。胸骨部，爪床，眼窩上神経など2カ所以上で非麻痺側にて疼痛を確認する。
疼痛で覚醒する場合……GCS E2，ECS 20，FOUR score E1
疼痛で覚醒しない場合……STEP Ⅴへ進む
》》STEP Ⅴ　痛み刺激に対する反応を観察する
払いのける，疼痛部位を同定できる……GCS M5，ECS 100 L，FOUR score M3
脇を開いて肘を曲げる（逃避屈曲）または顔をしかめる……GCS M4，ECS 100 W，FOUR score M2
脇を閉めて肘を曲げ足を伸展（除皮質硬直）……GCS M3，ECS 200 F，FOUR score M2
脇を閉めて肘と下肢を伸展（除脳硬直）……GCS M2，ECS 200E，FOUR score M1
まったく反応しない……GCS M1，ECS 300，FOUR score M0
FOUR scoreを評価する場合は，この後さらに対光反射と角膜反射の確認，呼吸状態の確認，眼球運動の確認が必要になる。

2　脳卒中の鑑別診断

1）鑑別診断の過程での注意点

- 平成28年（2016年）度に帝京大学医学部附属病院高度救命救急センターへ搬入された2,546例のうち急性意識障害は268例（10.5％）あり，そのうち脳卒中は193例（72％）に及んでいた。
- 病院前に脳卒中を主に疑って搬送されてくる場合と，脳卒中を鑑別に含めた意識障害や痙攣発作で搬送されてくる場合がある。その際，脳卒中以外の重篤になり得る疾患も見落とさないように検査を選択する。
- どちらの場合であっても，二次性の脳損傷を避けるために，救急外来でできる応急処置を並行して行う。それによって回復する意識障害ならば診断的治療ともなり得る。
- 頭部CTを含む画像検査は脳卒中診断（とくに出血の有無）の中心であるため，迅速かつ安全にCT検査を行えるよう準備する。

2）時系列に進める鑑別

脳卒中の初期診療で鑑別すべき疾患は，多岐にわたる。時間的にも人的，手技的

にも制限された救急外来でこれらを正確に見分けていくためには，一定のルールに則って鑑別を進めるのがよい（図Ⅳ-3）。

　救急隊搬送例では，病院前に PCEC，PSLS に則って救急隊員が得た情報から，いくつかの鑑別診断を考え準備しておくこともその一つである。病院前情報として入ってくる SAMPLE，MIST から，発症状況，発症時刻，症状とその変化，内服内容などの聴取により，感染の先行の有無，栄養状態，突然発症か緩徐進行性か，意識障害の程度と悪化/回復具合，麻痺の有無，血糖降下薬/降圧薬/抗凝固薬/抗痙攣薬の内服歴など，有用な情報は多い。

　来院時点で，まず簡単に声をかけて大まかな意識レベルと ABC の異常のチェックの後，10分までに，気道の確保（A：airway），酸素化と換気の適正化（B：breathing），血圧の安定化とレート・コントロール（C：circulation）を図る。A，B，C の異常に対する治療によって回復する意識障害ならば，原因が呼吸・循環にあると考えられる。痙攣が持続している場合は，ジアゼパムの静脈内投与により痙攣の停止を図る。静脈路の確保と同時に，血液ガス，血糖，血算/生化学，凝固系と，12誘導心電図，胸部単純 X 線検査を施行する。血液ガスによりアシドーシスの有無とその原因，低酸素血症，高二酸化炭素血症，（できれば CO-Hb，乳酸値なども測定したい），高血糖/低血糖が，血算/生化学検査により貧血，腎障害，肝障害，脱水，電解質異常が，CRP やプロカルシトニン，白血球数より感染/炎症の存在が判別できる。凝固系では，抗凝固薬の効果（ワルファリン内服中でも PT-INR＜1.7 では rt-PA の適応）がわかる。中枢神経障害（D：dysfunction of CNS ［central nervous system］）では，①定量的な意識障害の強さ（JCS，GCS，ECS，FOUR score など），②左右差（瞳孔，顔面神経，運動機能，異常反射），③言語障害の有無の3つを診察する。25分までに，発症時刻を含む詳細な病歴聴取と脳卒中スケール，病型診断のために頭部単純 CT を施行する。病態の鑑別診断につながった割合は，現病歴51％，内服歴43％，身体所見41％であり，画像所見は16％にすぎなかったというデータもあり，頭蓋内の出血性病変以外の鑑別には，正確な病歴聴取と身体所見の診察がむしろ重要といえる。

3) 鑑別すべき重要な疾患（表Ⅳ-8）

　A では窒息やアナフィラキシーによる上気道閉塞，B では CO 中毒や喘息，重症肺炎に伴う低酸素血症，C では急性冠症候群，致死性不整脈，心不全・肺水腫，大動脈解離を見逃さないように努める。D では，脳卒中を頭部 CT によって確実にスクリーニングする必要がある。脳梗塞の超急性期は，頭部 CT で脳梗塞を疑わせる early sign をとらえることは簡単ではないため，できれば MRI を追加し確実に急性期血栓溶解療法の適応を判断する。CTA や MRA による閉塞主要血管の検索も有用である。ただ，画像検査の選択には，①時間外でも短時間で施行でき，②患者・スタッフへの負担が少なく，③安全に施行でき，④効果的である点を優先する。

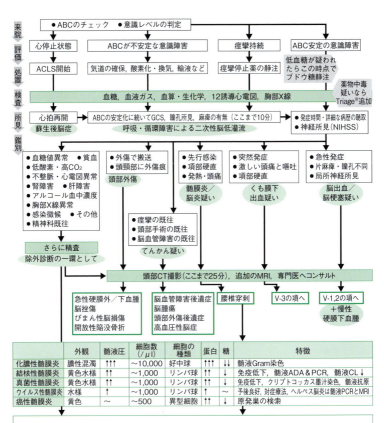

図IV-3 脳卒中における鑑別診断の進め方

表Ⅳ-8 脳卒中と鑑別すべき疾患と確定診断法

	鑑別診断	確定診断法
外傷	頭蓋,脳/頸部損傷	単純X線,頭部単純CT,頸髄MRI
	硬膜下/硬膜外血腫	単純CT
感染症	髄膜炎/脳炎	髄液検査,MRI
脳卒中以外の頭蓋内病変	腫瘍	造影CT,MRI
	持続する神経症状を伴う痙攣（Toddの麻痺）	臨床症状,頭部単純/造影CT,MRI,持続脳波
	持続する神経症状を伴う片頭痛	臨床経過/治療薬による効果
代謝障害	高血糖（非ケトン性高浸透圧性昏睡）	血糖値＋尿中ケトン体＋血液ガスデータのpH
	低血糖	臨床経過,血糖値,血糖降下薬使用歴
その他の脳症	高血圧性脳症	MRI/臨床症状
	心停止後の蘇生後脳症	現病歴,臨床症状,頭部単純CT
	ショックと中枢神経への低灌流	ショックの鑑別と診断的治療
	中毒	現病歴/CO-Hb・薬物血中濃度,精神科既往
	内分泌障害（粘液水腫）	臨床経過/肉眼所見/TSH・free T_3
	尿毒症	臨床経過/診断的治療（透析）
	精神障害	除外診断と精神科専門医へのコンサルト

4）鑑別と同時並行の治療

　来院時に心停止であれば，まず蘇生処置を行う。Aの異常では気管挿管による確実な気道確保，Bでは十分な酸素化と換気（＝CO_2の適正化），Cでは適切な速度での輸液，抗不整脈薬，昇圧薬，カルディオバージョンなどによってABCの安定化を図る。くも膜下出血では鎮痛・鎮静薬と制吐薬を，脳出血では降圧薬・浸透圧利尿薬を悪化予防の目的で使用する。頭蓋内感染症が疑われた場合には，CTで頭蓋内圧の亢進所見がないことを確認した後，腰椎穿刺と30分以内にステロイド投与に加え髄液移行に優れた抗菌薬の静脈内投与を開始する。ウイルス性髄膜炎には単純ヘルペスの感染を念頭に，MRIとPCR法による確定診断の前に抗ウイルス薬の投与を開始する。

　これらの方法は診断的治療として役立つのはもちろん，二次性の脳障害をできるだけ早期に回避するためにも重要である。

5）画像検査や血管内治療のための移動の注意

　CT室やアンギオ室への移動は，たとえ短い時間でも移動時の急変や挿管チューブ・カテーテル類の抜去のリスクに加え，撮像時に患者から離れたり，清潔シートが全身を覆う間の観察がおろそかになりやすく，状態の変化の発見が遅れる危険をはらんでいる。モニター類のアラーム音や酸素ボンベの残量に注意を払い，緊急蘇生セットを携帯し，嘔吐による気道閉塞，呼吸状態の悪化，ショック，痙攣，高血圧や頭蓋内圧の上昇に対応できるよう準備しておく。できるだけ多くのスタッフの配備にも留意する。

6）鑑別に有用な情報

　病院前の情報から，血糖降下薬（インスリン）使用の既往があれば低血糖発作に備えて50％ブドウ糖液40 ㎖（2A）を前もって50 ㎖シリンジに充填しておく。疑った場合には，静注してもよいが，低栄養やアルコール多飲歴が疑われる場合には，先にビタミンB_1を100 mg静注する。痙攣ではジアゼパム10 mg×2Aと2.5 ㎖シリンジ1本を用意しておき，いつでも使用できるようにする。さらに静注後の呼吸停止に備え，バッグ・バルブ・マスクも手の届くところに準備する。このほか突然発症か緩徐に悪化か，頭部外傷が先か，意識消失が先か，先行感染はいつからか，その間の飲水・食事量は，なども重要な情報となる。基礎疾患（糖尿病，精神疾患，てんかん，頭部外傷，頭部の手術歴や脳卒中の既往，高血圧，心房細動，アレルギー）はあるか，軽度の意識障害では，今の状態がいつもと比べどの程度違うかを家人に確認することも必要である。鑑別診断の一助となるように，よく用いられるゴロ合わせを表Ⅳ-9に示す。

表IV-9 鑑別診断のTips（コツ）"AIUEOTIPS"（アイウエオチップス）

- **A** apoplexy/alcohol/acidosis
  脳卒中/アルコール・ビタミンB_1欠乏/代謝性アシドーシス（循環不全）
- **I** insulin
  インスリン（低血糖・糖尿病性ケトアシドーシス・非ケトン性高浸透圧性昏睡）
- **U** uremia
  尿毒症
- **E** encephalopathy/electrolyte
  肝性脳症・粘液水腫・甲状腺クリーゼ，副腎不全による二次性の脳症，高血圧性脳症/電解質異常
- **O** oxygen・CO_2/opiate・overdose
  低酸素血症・高二酸化炭素血症/麻薬・薬物過量摂取
- **T** trauma/temperature/tumor
  頭部外傷/体温異常/脳腫瘍
- **I** infection
  感染症（髄膜炎・脳炎，敗血症）
- **P** pharmacology/psychogenic
  薬剤性/精神疾患
- **S** syncope/seizure/shock
  失神/痙攣/各種ショック

1976年，亀山正邦（京都大学）によって提唱された有名な覚え方である。ただし，オリジナルは米国のCarpenterという医師の作であり，原著ではAEIOU TIPSとなっている

MEMO 7　ACEC とは

　意識障害初期診療（Advanced Coma Evaluation and Care，以下 ACEC)[14)15)]とは，主として『JRC 蘇生ガイドライン 2010』，『JRC 蘇生ガイドライン 2015』の第 6 章「(脳) 神経蘇生 (NR)」[10)16)]で示された持続性および一過性の急性意識障害を対象とする救急初期診療システムである。外傷を除く脳卒中や感染症などの頭蓋内疾患のほか，全身性疾患に合併した急性意識障害，または失神やてんかんなども対象となる。ACEC は意識を生命機能と中枢神経機能を反映するモニターと捉え[14)15)]，脳にダメージを及ぼし得る原因を，生命を脅かす順に迅速に鑑別し，その原因に対して適切に対処することを目的としている。救急初期診療であり蘇生を主眼としているため，詳細な診断を目的とはしていない。アルゴリズムは ISLS と基本骨格を共有しており，初めに primary survey (PS) で意識障害に伴う生理学的異常の評価と蘇生を行う。気道 (A)，呼吸 (B)，循環 (C)，中枢神経系 (D)：主に脳ヘルニア徴候，てんかん発作 (E)，体温異常 (F)，血糖異常 (G)，アシドーシス (H)，電解質異常 (I) の順に評価と初期治療を行う。安定したら secondary survey (SS) へ進み，脳ヘルニア徴候があれば最初に頭部 CT，続いて系統的全身検索による危険な疾患の鑑別を行う。さらに tertiary survey (TS) では PS, SS で得られた情報と詳細な神経学的診察による臨床診断への方向付けを行い，専門科にコンサルトする。

　内因性疾患においては外傷とやや異なり，呼吸循環の安定化のためにある程度正確な原因診断が必要となる場合が少なくないため，PS の段階から現場や既往歴等の情報を収集し，諸検査結果と合わせて原因検索を行う。検査では，呼吸循環の安定化につながるものが優先される一方で，血液ガス分析による pH，電解質，乳酸，一酸化炭素濃度，簡易血糖測定，感染症の尿中抗原検査など短時間で結果が得られるものについても PS の段階から積極的に考慮する。

3 NIH Stroke Scale（NIHSS）の評価

1）はじめに

　National Institute of Health Stroke Scale（NIHSS）は脳卒中の神経学的重症度を客観的に測定するスケールである。わが国の医療機関で広く使用されるようになったのは遺伝子組換え組織プラスミノゲンアクチベータ（rt-PA：アルテプラーゼ）の静注療法が認可された2005年10月11日以降である。

　わが国の rt-PA 静注療法は2012年8月31日から治療開始可能時刻が発症から4.5時間以内に延長になった。「rt-PA（アルテプラーゼ）静注療法適正治療指針」も第二版[17]が発表になった。2016年9月には一部改訂が行われた。いずれにしても、NIHSS を用いた客観的な重症度評価を行うことが推奨され、チェックリストではNIHSS 26以上は慎重投与であることが明確に示されており、本療法を行うにはNIHSS の評価が必須である。指針では、迅速に評価するためにはある程度の訓練が必要であり、治療担当者は NIHSS に習熟しておくべきと示されている。ISLS コースでは NIHSS を学習するが、限られた時間で習熟することは困難であり、理解を深めることが目標となる。

2）NIH Stroke Scale（NIHSS）

　NIHSS は15項目から成り、それぞれの項目で0から2点、0から3点、もしくは0から4点を重症度に従って評点し、合計点で神経学的重症度を評価する。すべての項目が最重症として点数を合計すると42点であるが、四肢失調については存在することが確認された場合のみの加点であり、昏睡例では検査で確認できないため、最重症でも40点までである。

　以下に NIH の National Institute of Neurological Disorders and Stroke のホームページ（https://www.ninds.nih.gov/sites/default/files/NIH_Stroke_Scale.pdf）で提供している NIHSS をもとに解説する。

　以下の注意を守り、1a から11までの項目ごとに評点し、最後に合計点を計算する。

①検査はリスト（**表Ⅳ-10**）の項目順に行い、結果をすぐ記録し、迅速に進める。
②検査済みの項目に戻って評点を変えてはならない。
③各項目で定められている方法に従って評価する。
④評点は患者が実際に遂行したことに基づいて行い、推測で評点してはならない。
⑤指示されている部分を除き、患者を指導してはならない（例えば、繰り返し要求して患者を特別に頑張らせること）。

表Ⅳ-10 National Institute of Health Stroke Scale (NIHSS)

	項目	スコア	
1a	意識レベル	0＝覚醒 1＝軽い刺激で覚醒	2＝繰り返しの刺激，強い刺激で覚醒 3＝反射による動き以外は無反応
1b	意識レベル 質問（今の月，年齢）	0＝両方に正答 1＝1つに正答	2＝両方とも正答できない
1c	意識レベル 命令（目：開閉， 手：握る・開く）	0＝両方とも正確に行う 1＝片方のみ正確に行う	2＝両方とも正確に行えない
2	最良の注視	0＝正常 1＝部分的注視麻痺	2＝完全注視麻痺
3	視野	0＝視野欠損なし 1＝部分的半盲	2＝完全半盲 3＝両側性半盲（皮質盲含む全盲）
4	顔面麻痺	0＝正常 1＝軽度の麻痺	2＝部分的麻痺 3＝完全麻痺
5a	運動 　左上肢	0＝10秒間保持可能 1＝10秒以内に下垂 2＝10秒以内に落下	3＝重力に抗する動きがない 4＝まったく動かない UN＝検査不能 （理由：　　　　　　　　　）
5b	運動 　右上肢	0＝10秒間保持可能 1＝10秒以内に下垂 2＝10秒以内に落下	3＝重力に抗する動きがない 4＝まったく動かない UN＝検査不能 （理由：　　　　　　　　　）
6a	運動 　左下肢	0＝5秒間保持可能 1＝5秒以内に下垂 2＝5秒以内に落下	3＝重力に抗する動きがない 4＝まったく動かない UN＝検査不能 （理由：　　　　　　　　　）
6b	運動 　右下肢	0＝5秒間保持可能 1＝5秒以内に下垂 2＝5秒以内に落下	3＝重力に抗する動きがない 4＝まったく動かない UN＝検査不能 （理由：　　　　　　　　　）
7	四肢失調	0＝なし 1＝1肢のみ存在	2＝2肢に存在 UN＝検査不能 （理由：　　　　　　　　　）
8	感覚	0＝正常 1＝軽度から中等度の障害	2＝重度の障害，完全脱失
9	最良の言語	0＝正常 1＝軽度から中等度の失語	2＝重度の失語 3＝無言，全失語
10	構音障害	0＝正常 1＝軽度から中等度	2＝重度 UN＝検査不能 （理由：　　　　　　　　　）
11	消去現象と注意障害	0＝異常なし 1＝軽度から中等度，あるいは1つの感覚に関する消去現象	2＝著しい半側注意障害，あるいは2つ以上の感覚に関する消去現象

合計：　　　点

1a 意識レベル

》検査方法
言語刺激,痛み刺激により覚醒レベルを検査する。

》評価方法
0＝覚醒している。刺激に鋭敏に反応する。
1＝覚醒していないが,軽い刺激で覚醒し,命令に従ったり,質問に答えたり,応答することができる。
2＝覚醒していない。注意を向けさせるには繰り返しの刺激が必要である。あるいは昏迷状態で常同運動以外の体の動きを生じさせるには強い刺激や痛み刺激が必要である(常同運動:同じ形で目的なく持続・反復する異常な運動行動)。
3＝動きがみられても反射的な運動や自律神経反射のみの状態。あるいは完全に無反応,弛緩状態で反射もない状態。

》注意事項
気管チューブ,言語の障壁,口腔・気管の外傷や包帯などの覆いのため十分な評価ができない状態であっても必ず反応を評価する。痛みなどの不快な刺激に対して反射的な姿勢以外の動きがまったくないときのみ3点。

MEMO 8　重症意識障害の扱い

1aのスコアが3点の場合は,以下の項目のすべてが決まるため,この時点ですでに40点となる。

1b 意識レベル―質問

》検査方法
今の月と年齢を質問し,見当識と記憶を検査する。

》評価方法
0＝両方の質問に正答する。
1＝1つの質問に正答する。
2＝両方の質問とも正答できない。

》注意事項
答えは正確でなければならない。近い答えでも部分点は与えない。失語や昏迷状態のため質問を理解できなければ2点とする。気管挿管,口腔・気管の外傷,何らかの原因による重度な構音障害,言語の障壁,あるいは失語症によるものではないほかの何らかの原因で話すことができなければ1点とする。最初の答えのみを評点し,言語的あるいは非言語的なヒントで患者を助けないことが重要である。

1c 意識レベル―命令

>> 検査方法
患者へ目を「開ける，閉じる」（図Ⅳ-4a，b），次いで，麻痺のない手を「握る，開く」（図Ⅳ-4c，d）よう求め，1段階の命令に対する従命の可否を検査する。

>> 評価方法
0＝両方の動作を正確に行える。
1＝1つの動作を正確に行える。
2＝両方の動作とも正確に行えない。

>> 注意事項
脱力のために動作を完全にはできなくても企図することが明らかであれば評点する。患者が命令に応じない場合は，命令した動作をパントマイムで示し，その結果患者が従命した動作により評点する。両手とも使えない患者，外傷・肢切断・その他の身体的障害のため上記の動作ができない患者ではほかの適切な1段階命令に代えて検査を行う。最初の企図のみを評点する。

MEMO 9 把握反射との違い

手を「握る，開く」の診察で検者の手を患者に握るように指示してしまうと把握反射の要素も否定できないため，この検査では適当ではない。

2 最良の注視

>> 検査方法
随意的または眼球頭反射による水平眼球運動を検査する（図Ⅳ-5）。

>> 評価方法
0＝正常。
1＝部分的注視麻痺。注視が一側または両側の眼球で異常であるが，固定した偏視

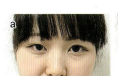
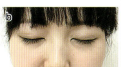
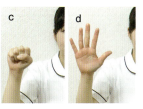

図Ⅳ-4　1c 意識障害：従命

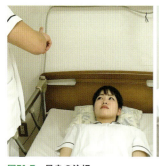 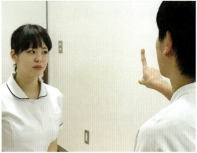

図Ⅳ-5　最良の注視

または完全注視麻痺ではない。
2＝眼球頭反射でも眼球が動かない固定した偏視，または完全注視麻痺。

》注意事項

カロリックテストは行わない。共同偏視があっても随意的または反射により眼球を動かすことができれば1点とする。単一の末梢性脳神経麻痺（Ⅲ，Ⅳ，Ⅵ）の患者は1点。すべての失語症患者で注視を検査できる。眼外傷，眼帯，以前からの盲，またはその他の視力や視野障害の患者は反射による眼球運動や検者が選ぶ方法で検査する。視線を合わせて患者の周囲を左右に動くことで，部分的注視麻痺が明らかになることがある。

また，この検査と同時に垂直眼球運動や輻輳反射の評価は行わない。

MEMO 10　頭位変換眼球反射を観察する

意識障害があるが反射が保たれた患者では，患者の頭部を水平方向に素早く動かすと，眼球が動かした方向とは反対方向に動く頭位変換眼球反射（人形の目現象）を観察することがある。

3　視　野

》検査方法

対座法で一眼ずつ上下1/4視野を検査する（図Ⅳ-6）。患者あるいは検者の手で片側の眼を覆う。検者が示す指の数を数えさせたり，視覚的脅し（例えば，検者の指を急に患者の眼前に近づける）に対する反応（瞬目など）をみたり，患者の状態に合わせて検査の方法を選ぶ。

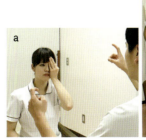
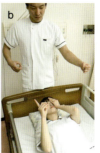

図Ⅳ-6 視野

》》評価方法
0＝視野欠損なし。
1＝部分的な半盲。
2＝完全な半盲。
3＝両側性の半盲（皮質盲を含む全盲）。

》》注意事項
患者を励まして検査してもよい。検者が動かす指の方向を適切に見れば正常と評価する。一側の盲あるいは眼球摘出後であれば，残りの眼で視野を評点する。1/4 盲を含め，明らかな左右差があれば1点。何らかの原因で全盲であれば3点。

この項目で，視覚の両側同時刺激を行う。障害のない視野へ視覚刺激（例えば，検者の指の動き）を左右同時に与える。認知できるのが一側の刺激のみである消去現象があれば項目11で1点を加点する。

MEMO 11　視野検査の仕方のポイント

患者が容易に見ることができる視野内で行う。正常な視野の外側に検者の指を示しても検査にならない。患者が容易に見ることができる正常な視野とは，検者が患者と正面から向き合い，両者から等距離の中間の空間で検者が容易に見ることができる視野である。これが対座法の基本であり，検者は患者と向き合うような位置で検査を行う（図Ⅳ-6a）。仰臥位の患者に対しては，検者が患者の頭側に立ち，患者の顔を正面から見下ろすように向き合えば可能である（図Ⅳ-6b）。

4 顔面麻痺

≫ 検査方法

パントマイムで促してもよいが，歯を見せるよう，あるいは笑い顔を作るよう指示して顔面の下半分を検査し，眉を上げてから目を閉じるよう指示して顔面の上半分を検査する（図Ⅳ-7）。

≫ 評価方法

0＝正常で対称的な動き。
1＝軽度の麻痺（平坦化した鼻唇溝，笑顔における顔面の不対称）。
2＝部分的な麻痺（顔面下半分の完全あるいはほぼ完全な麻痺）。
3＝一側または両側の完全麻痺（顔面の上半分も下半分も動きがない）。

≫ 注意事項

検者の求めに対し反応が乏しい，あるいは理解できない患者では痛みなどの不快な刺激に対する顔の表情から左右差を観察し評点する。顔面の外傷による包帯などの覆い，口腔・気管チューブ，絆創膏あるいは他の物理的な障壁で顔面の評価が難しい場合は，可能な限り除去して評価する。

MEMO 12　表情筋の神経支配

顔面の上半分は主に前額部のしわの左右差で評価するが，前頭筋は左右とも両側の大脳で支配されており，脳卒中で一側の大脳が障害されても麻痺は生じない。眼輪筋も部分的に両側の大脳で支配されているため一側の大脳障害では麻痺の程度が軽い。一方，顔の下半分で検査する口輪筋は対側の大脳に支配されており，一側の大脳障害で麻痺が出現する。このように，脳卒中で一側大脳が障害され生じる中枢性顔面麻痺は対側の顔面下半分の麻痺であり，前額部は麻痺を生じない。脳幹の顔面神経核の障害で生じる核性麻痺も同様であるが，下位の顔面神経の障害で生じる。末梢性顔面麻痺（例えば，ベル麻痺）では，同側の顔面が上下とも麻痺する。

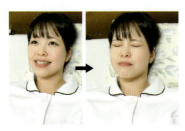

図Ⅳ-7　顔面麻痺

5 運動―上肢（5a；左上肢，5b；右上肢）

>> 検査方法

1肢ずつ上肢の運動麻痺を検査する。手掌を下にして1側上肢を伸展させ，手を添えて，座位では90°（図Ⅳ-8a），仰臥位では45°まで挙上させ（図Ⅳ-8b），その肢位を10秒間保つよう指示する。

麻痺が明らかでなければ左上肢から検査する。麻痺が明らかであれば，麻痺のない上肢から検査する。

>> 評価方法

0＝90°（または45°）に挙上し10秒間動揺なく保持可能。

1＝90°（または45°）に挙上し保持するが，10秒以内に動揺しながら下がる。しかし，ベッドや何らかの支えまで落下することはない。

2＝重力に抗して挙上しようと努力するが90°（または45°）まで挙上することができない。あるいは90°（または45°）まで検者が誘導して挙上させても保持することができず，動揺しながら10秒以内にベッドへ落下する。

3＝重力に抗して挙上することができず，検者が挙上させても保持できず，すぐ落

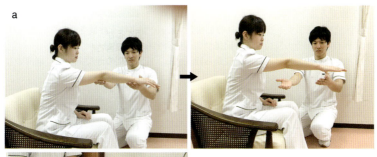

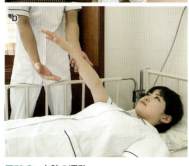

図Ⅳ-8　上肢の運動

下する。重力に抗する以外の動きはわずかにある。
4＝まったく動きがない。
UN＝切断または関節癒合で検査不能。

》》注意事項

失語症の患者へは声かけやパントマイムで執拗に励ますが，痛みなどの不快な刺激を用いて検査してはならない。肢切断あるいは肩関節の癒合の場合のみ検査不能（UN）と評価し，その理由を明確に記載する。

> **MEMO 13　initial dip と保持時間のカウント**
>
> ・上肢・下肢の運動スコアでは，検者が手を離した時に一瞬だけ，患者の手・足が下がることがある。その後から観察し，評価する。
> ・上肢・下肢の運動スコアでは，検者が手を離した瞬間から，大きな声で患者にわかるようにすることが望ましい。

6　運動—下肢（6a；左下肢，6b；右下肢）

》》検査方法

仰臥位で1肢ずつ下肢の運動麻痺を検査する。一側下肢を伸展させ，手を添え30°まで挙上させ，その肢位を5秒間保つよう指示する（図Ⅳ-9）。

麻痺が明らかでなければ左下肢から検査する。麻痺が明らかであれば，麻痺のない下肢から検査する。

》》評価方法

0＝30°に挙上し5秒間動揺なく保持可能。
1＝30°に挙上し保持するが，5秒以内に動揺しながら下がる。しかし，ベッドま

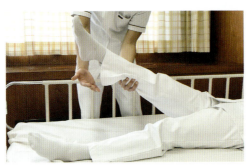

図Ⅳ-9　下肢の運動

で落下することはない。
2＝重力に抗して挙上しようと努力するが 30°まで挙上することができない。あるいは 30°まで検者が誘導して挙上させても保持することができず，動揺しながら 5 秒以内にベッドへ落下する。
3＝重力に抗して挙上することができず，検者が挙上させても保持できず，すぐ落下する。重力に抗する以外の動きはわずかにある。
4＝まったく動きがない。
UN＝切断または関節癒合で検査不能。

≫ 注意事項

失語症の患者へは声かけやパントマイムで執拗に励ますが，痛みなどの不快な刺激を用いて検査してはならない。肢切断あるいは股関節の癒合の場合のみ検査不能（UN）と評価し，その理由を明確に記載する。

7 四肢失調

≫ 検査方法

一側の小脳症状の有無を指-鼻-指試験（図Ⅳ-10a, b）と踵-脛試験（図Ⅳ-10c, d）で検査する。

≫ 評価方法

0＝なし。
1＝1 肢に存在する。
2＝2 肢に存在する。
UN＝肢切断または関節癒合で検査不能。

≫ 注意事項

開眼させて検査する。視野障害があれば健常な視野の中で検査する。脱力の影響を差し引いても失調が存在すると評価した場合に加点する。検査を理解できない患者，麻痺がある患者は失調なし（0 点）と評価する。肢切断や関節癒合の患者は検査不能（UN）とし，その理由を明確に記録する。盲の場合は，いったん上肢を伸展させたのち鼻を触れさせて検査する。

MEMO 14 指-鼻-指試験

上肢の検査である指-鼻-指試験では患者の肘が完全に伸展するまで伸ばして検査を開始すると感度が高くなる。

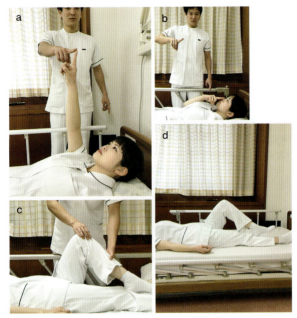

図Ⅳ-10 失調

MEMO 15　踵-脛試験と heel-shin 試験

　踵-脛試験（ここで使用する原書の heel-shin 試験の和訳）とわが国で広く認知されている heel-shin 試験では用語の解釈が異なっている。『ベッドサイドの神経の診かた』（南山堂）[18]では「かかと膝試験の動作を繰り返させる試験」のことと述べられている。

8　感　覚

≫ 検査方法

　脳血管障害による半側感覚障害の有無を検査する。針刺し刺激（pinprick；爪楊枝を用いることが多い）をできるだけ多くの身体部位（手を除く上肢，下肢，体幹，顔面）に与えて検査し，感じ方あるいは痛みに対する渋面で評価する。昏迷や失語症患者においては痛みのような不快な刺激を与えて検査し，逃避反応で評価してもよい。

>> 評価方法

0＝正常で感覚障害なし。
1＝軽度から中等度の感覚障害があり，針刺し刺激を鈍く感じる。あるいは，表在感覚のうち痛覚は障害されているが触覚は保たれている。
2＝重度もしくは完全な感覚脱失があり，顔面，上肢，下肢に触られていることがわからない。

>> 注意事項

脳血管障害による感覚障害のみを異常と評価する。2点の「重度もしくは完全な感覚脱失」は感覚が重度もしくは完全に失われているのが明らかに示された場合の評点であり，昏迷や失語症の患者は1点もしくは0点になる。脳幹の脳血管障害による両側性の感覚障害は2点。反応のない四肢麻痺患者は2点。項目1aが3点の昏睡患者はこの項目は自動的に2点である。

MEMO 16　末梢神経障害の感覚異常と区別

四肢末梢の観察は避ける。目安として上肢は手袋，下肢は靴下が覆う部分である。

MEMO 17　交代性感覚障害も起こる

脳幹部の血管障害で，顔と上下肢・体幹で左右反対側に感覚障害が起こることがある。

9　最良の言語

>> 検査方法

患者の理解力に関してはここまでの検査のなかで多くの情報が得られている。この項目では，絵のシート（図Ⅳ-11）を見せてその中で起こっていることを述べさせる，呼称シート（図Ⅳ-12）に示した物の名前を言わせる，文章シート（図Ⅳ-13）に示した文章を読ませることにより，失語症に関する検査を行う。これらのシートを省略することなく，すべてで行う。

>> 評価方法

0＝正常で，失語はない。
1＝軽度から中等度の失語がある。言語の流暢性あるいは理解力に何らかの障害が明らかであるが，考えを述べることや表現の仕方に重大な障害はない。

しかし，話す能力や理解力が低下しているため提示した物に関して会話を行うことは困難か不可能である。ただし，提示した物に関して述べさせるなか

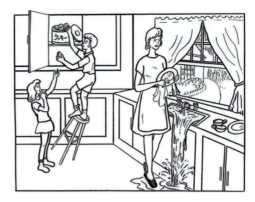

図Ⅳ-11　絵のシート

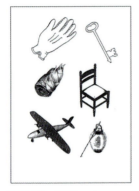

図Ⅳ-12　呼称シート　　　　　図Ⅳ-13　文章シート

で，検者は患者の反応から絵のシート（図Ⅳ-11）や呼称シート（図Ⅳ-12）の内容に関する答えを同定することができる。

2＝重度の失語がある。すべてのコミュニケーションが断片的な言語表現で行われる。聞き手は推測したり，質問したり，当たりをつけたりする必要が大いにある。交換できる情報の範囲は限られ，会話のなかで聞き手の負担が大きい。検者は患者の反応から絵のシート（図Ⅳ-11）や呼称シート（図Ⅳ-12）に関する答えを同定することができない。

3＝無言，全失語で，有効な音声や聴覚理解がない。

≫ 注意事項

視覚障害で検査ができなければ患者の手に置いた物を同定させたり，復唱させた

り，言葉を発するよう指示する。気管挿管中の患者へは書字を指示する。1a が 3 点の昏睡患者は自動的にこの項目も 3 点。昏迷状態もしくは非協力的であっても評点するが，無言で 1 段階命令にも従わない場合のみ 3 点とする。

MEMO 18　最良の言語試験による半側空間無視の診断

この試験が半側空間無視の診断に役立つことがある。例えば，左半側空間無視の場合，絵のシートでは「母親の行為のみの説明にとどまる」，呼称のシートでは「右にある物のみ答える」，文章のリストでは「文章途中から読んでしまう」ことが起こる。そのため，間違いではないが，呼称のシートの試験では検者が指差しで質問しないほうが異常をより評価することができる。

10　構音障害

》》検査方法

失語がなければ，単語のシート（図Ⅳ-14）を提示して読ませたり復唱させたりして話し方を検査する。重度の失語があれば，自発語の発音の明瞭さを検査する。

》》評価方法

0 = 正常。
1 = 軽度から中等度の構音障害がある。少なくとも数個の単語について発語が不明瞭であるが，最悪でもやや困難を伴うものの検者は発語の内容を理解できる。
2 = 重度の構音障害がある。失語がなくても，あるいは失語があってもその重症度

```
ママ
はとぽっぽ
バイバイ
とうきょう
かたつむり
バスケットボール
```

図Ⅳ-14　単語のシート

以上に，検者に理解できないほど発語が非常に不明瞭。または，無言や構音不
　　能状態。
　UN＝気管挿管または他の物理的障壁で検査不能。
　≫ 注意事項
　気管挿管や発語ができない何らかの物理的な障壁があれば，検査不能（UN）と
し，その理由を明確に記録する。患者へこの検査の理由を告げてはならない。

MEMO 19　脳血管障害で起こる構音障害

麻痺性構音障害：顔面神経麻痺によるものが多いが，舌下神経麻痺，偽性球麻
　　　　　　　　痺によるものもある。
失調性構音障害：小脳病変で起こる特徴的な発声で，とぎれとぎれで言語緩慢，
　　　　　　　　調子は不規則で「酔っぱらっているような話し方」とされる。
　　　　　　　　専門用語では断綴性（scanning），爆発的（explosive），ス
　　　　　　　　ラー様（slurred）などと表現される。

11　消去現象と注意障害

≫ 検査方法
　患者が一側の空間を無視する症状については，ここまでの検査のなかで同定でき
ている。
　視覚的（図Ⅳ-15a），皮膚への触覚的（図Ⅳ-15b），あるいは聴覚的（図Ⅳ-15c）
な両側同時刺激を行い，両側とも認識できるか否か検査する。
≫ 評価方法
0＝異常なし。
1＝視覚，触覚，聴覚，空間または自己身体の注意障害，あるいは，1つの感覚に
　　よる両側同時刺激に対する消去現象。
2＝著しい半側注意障害あるいは2種類以上の感覚による両側同時刺激に対する
　　消去現象がある。自分の手を認識できない，あるいは空間の一側しか注意を向
　　けない。
≫ 注意事項
　失語があっても両側に注意が向いているなら正常と評価する。視空間無視や病態
失認は「異常あり」の所見である。この項目では異常が存在するときのみ異常と評
価するのであり，検査不能という判定はない。

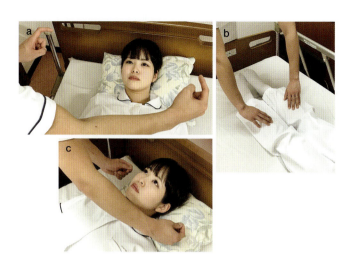

図Ⅳ-15 消去現象と注意障害

MEMO 20　原本の記述

　原本のこの項目には具体的な刺激の試験方法の内容が欠けるが，評価方法の部分にその不足している刺激が視覚と聴覚と明記されている。本ガイドブックでは検査方法に不足分を追加した。

MEMO 21　両側同時刺激による検査

　両側同時刺激による検査は，一側刺激に対して両側とも刺激側で認識可能であることが前提となる。例えば，重度の視覚障害や半盲があれば両側同時視覚刺激による検査はできない。皮膚刺激や聴覚刺激で検査することになる。視覚による両側同時刺激ができない重度の視覚障害患者において，皮膚刺激による両側同時刺激が正常ならば，この項目は正常と評価する。

3）まとめ

　NIHSSを解説したが，理解しやすいように注意事項，Memoとして一部筆者が加えた部分もある。簡便で優れたスケールであるが，神経症状をすべて網羅しているわけではない。とくに高次脳機能は簡便なスケールによる評価には限界があり，NIHSSの「最良の言語」「消去現象と注意障害」はISLSコース受講者にとってやや

難解な項目である。「最良の言語」については検者が患者の答えを理解できるか否かがポイントとなる。「消去現象と注意障害」は検査を進めるなかで患者が半側の空間を無視することが明らかであれば評価は容易であるが，そうでなければ感覚刺激を両側同時に与えて検査する。コースでは各項目の検査方法と評価方法の理解を深めることが目標となる。

参考；徒手筋力検査法（MMT）

　徒手筋力検査法（Manual Muscle Testing；MMT）とは，徒手により筋力を判定する検査法である。対象の筋を収縮させ，被検者にはその状態を保持するよう指示する。検者は対象とする筋に伸張方向または関節運動での逆方向の徒手抵抗を加え，その際の筋の収縮保持能力を以下の6段階で判定する。＋や－などの記号を用いて，段階間の筋力を判定する場合もある。NIHSSとの直接の関係はないが，臨床では一般的な筋力検査として汎用されている。

5（Normal）	運動範囲全体にわたって動かすことができ，最大の徒手抵抗に抗して最終運動域を保持できる
4（Good）	運動範囲全体にわたって動かすことができ，中等度〜強度の徒手抵抗に抗して最終運動域を保持できる
3（Fair）	運動範囲全体にわたって動かすことができるが，徒手抵抗には抗することができない
2（Poor）	重力の影響を除いた肢位でなら，運動範囲全体，または一部にわたって動かすことができる
1（Trace）	筋収縮が目に見える，または触知できるが，関節運動は起こらない
0（Zero）	筋収縮・関節運動はまったく起こらない

4 全身管理

1）初期診療における全身管理

　メディカルコントロール（MC）体制下，PSLSに準拠した救急隊からの第1報から始まって，脳卒中専門医へのコンサルテーションまでの初期診療における全身管理の要点を時系列に沿って述べる。なお，ドクターヘリ，ドクターカー，ラピッドカーなどにより，医師が病院前の現場で観察・評価・処置を行う場合においても，

基本的には同様の手順となる。

(1) 病院前

「脳卒中疑い」の傷病者について，現場救急隊からの情報を得る場合，神経学的徴候の情報は大切であるが，まずは，バイタルサインについての情報を得ることが肝要である。意識レベル (D) についても，気道 (A)，呼吸 (B)，循環 (C) が不安定であることによる意識障害であれば，重症である可能性が高く，さらに緊急性も高い「内因性ロード＆ゴー」となる。また，くも膜下出血を疑う場合には ABCD が安定していても「緊急安静搬送 (Hurry but Gently)」として搬送されることもある。いずれにせよ，このような状況ではあらかじめスタッフの召集，早期からの専門医のコンサルテーションを行う必要が生じる。さらに，感染防御，診察室 (ER) の環境整備や気道管理セット，静脈路確保と採血セット，モニターなどの準備を行い，場合によっては蘇生の準備も念頭に置くこととなる。

また，「意識がない！」「倒れていた！」との現場から情報では，循環器疾患による心停止や（頭部）外傷，中毒，環境因子による意識障害であることもある。救急隊からの第2報にてさらなる情報収集を行い，状況によっては，ACLS, JATEC™, PCEC のアルゴリズムへ迅速に変更しなければならない。

(2) Primary survey (図Ⅳ-16)

患者の病着時より早期に ER への移動途中のストレッチャー上で，第一印象を得る。患者に声かけを行い，移動中に ABCD のどこに異常をきたしているのかを15秒以内に確認し，重症度・緊急度について周囲のスタッフとの情報共有を図る。

診察用ベッドに移動後は，ABC の順にまず生理学的異常がないか評価し，異常が認められれば直ちに処置を行い安定化させる。

モニター心電図を装着し，血圧測定，SpO_2測定を施行，末梢静脈路を確保し，同時に血液検査用の採血（血糖測定）も行う。施設によりハード面の差異はあるが，ポータブル胸部 X 線撮影（重症外傷の可能性があれば骨盤部 X 線撮影も）も行う。

血栓溶解療法など時間制限のある症例などでは，ここまでで10分以内の終了を目標とする。

次いで神経評価 (D) として，GCS，ECS の意識レベル評価，瞳孔所見，麻痺の有無により，脳ヘルニアの進行を診る。さらには，体温や外表面の評価 (E) を行い状況に応じて，高体温では解熱・冷却，低体温では復温できる環境を整える。

その後の画像検査において，ABC が不安定な状況での患者の移動は，大いなるリスクを伴うということに留意する。

》》 心停止状態

直ちに胸骨圧迫を行い，BLS，ACLS を開始する。

》》 気道の異常

吐物などがあれば口腔内吸引を行い，舌根沈下には項部後屈や顎先挙上，鼻咽

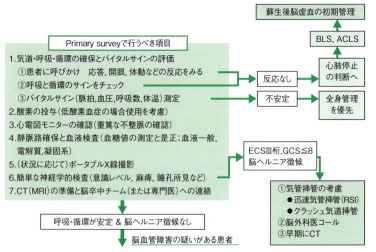

図Ⅳ-16　ISLSのprimary survey

頭・口咽頭エアウエイの挿入,さらに気道閉塞と考えられる状況では気管挿管や外科的気道確保も行う。

呼吸の異常

呼吸音の減弱,換気不全,SpO_2の低下があれば,バッグ・バルブ・マスクによる補助換気を行う。進行する意識障害や脳ヘルニアによる呼吸不全状態であれば,確実な気道確保を行う。

循環の異常

ショック,低血圧を認めた場合は,原因検索と同時に急速輸液,昇圧薬投与,輸血などを行い安定化に努める。高血圧については,脳動脈瘤破裂を疑う場合には,ERでの積極的な降圧はやむを得ないが,画像診断による出血か梗塞の診断がなされていない時点での安易な降圧は避けるべきである。

痙　攣

痙攣によりABCDの評価や処置が困難となることもあり,それにより不安定となることもある。また,重積状態では脳虚血を助長し脳卒中の予後を悪くする。痙攣がある場合には早期より止めることが望ましい。

血糖異常

蘇生のレベルから考えれば,血糖測定はsecondary surveyではあるが,低血糖による昏睡は,血糖補正により劇的に回復する可能性もあり,(とくにその可能性が高いと判断される場合には)早期より採血時に測定し,ブドウ糖投与などの対応を行うことが望ましい。

(3) Secondary survey (図Ⅳ-17)

A, B, C が安定した後,脳ヘルニア徴候があれば,頭部 CT を優先して行うが,なければ以下へ進む。本人・家族・救急隊から病歴・既往歴(BAGMASK, SAMPLE, GUMBA など)や正確な発症時間の特定を行う。脳卒中と判断したのであれば,NIHSS を含めた詳細な神経学的観察を行う。心電図による不整脈や虚血性変化の評価,頭部 CT,MRI による画像診断,外傷や大動脈解離を疑う状況であれば体幹部の単純および造影 CT の施行となる。

血栓溶解療法など時間制限のある症例などでは,ここまでの施行に25分以内の終了を目標とし,最終診断と治療方針を45分以内に決定する。

(4) Tertiary survey

決定的な治療の開始が遅延しないよう多職種連携のもと専門治療チームへの引継ぎを行う。また,専門医による患者または代諾者への説明が円滑に進むように支援を行う。これらを血栓溶解療法では来院後1時間で決定する。

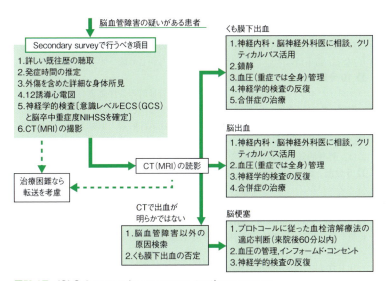

図Ⅳ-17 ISLS の secondary survey～tertiary survey

2）急性脳卒中患者に対する気道の管理

（1）酸素投与について

　気道（A）の問題がない場合での使用である。軽～中等度の脳卒中へのルーチンの投与は必要ないとされるが、重症の脳卒中では意識障害に伴う舌根沈下や呼吸抑制による低酸素血症となる可能性があり、これを回避する必要がある。SpO_2モニタリング下で、92％未満の低酸素血症例においての使用は推奨されるが、明確なエビデンスはない。

（2）気道管理について

　呼吸状態の安定化により脳卒中の悪化を予防する。

a) クラッシュ気管挿管（crash airway intubation）

　重症の意識障害、無呼吸で咽頭・咳反射などがない場合（クラッシュ気道）には、前投薬・導入薬や筋弛緩薬を使用することなしに、喉頭展開による気管挿管を施行する。

b) 迅速気管挿管（rapid sequence intubation；RSI）"7つのP"

　クラッシュ気道に該当せず、確実な気道確保の目的で、気管挿管を施行する際の方法であり、挿管時の不穏による気道損傷、血圧・頭蓋内圧の過度の上昇を回避する。

　これらに用いる薬剤や各種デバイスについての管理上の問題（麻薬の扱いや冷所保存）など、諸事情について、各々の施設内であらかじめ統一することが望ましい。

》10分前　preparation　準備
①バッグ・バルブ・マスクによる換気と経口気管挿管の条件確認
②心電図、SpO_2、血圧、$ETCO_2$等の各種モニター、吸引の用意
③喉頭鏡、気管チューブ、スタイレット、カフ注入注射器、気管チューブ固定具
（気管挿管困難例を想定して、声門上デバイス・ビデオ喉頭鏡・ファイバーやさらには、外科的気道確保も可能な環境整備）

》5分前　preoxygenation　酸素化
バッグ・バルブ・マスクによる十分な酸素化を行う。なお、換気時の輪状軟骨圧迫（セリック法）については、近年推奨されなくなってきている。

》3分前　pretreatment　前投薬
必須とされていないが、気管挿管時の有害な生体反応を抑制する目的で使用される。
・リドカイン（lidocaine）　1.0～2.0 mg/kg　静注　（気管支痙攣と頭蓋内圧亢進を抑制）

・フェンタニル（fentanil）1〜3 μg/kg 静注　（交感神経緊張を緩和）

》45秒前　paralysis with induction 導入と筋弛緩

①導入薬　以下のいずれかを急速静注する

チオペンタール 3〜5 mg/kg，プロポフォール 0.2〜1.2 mg/kg，ミタゾラム 0.07〜0.3 mg/kg，ジアゼパム 0.3〜0.5 mg/kg

②筋弛緩薬　以下のいずれかを急速静注する

サクシニルコリン 1〜2 mg/kg，ベクロニウム 0.1〜0.2 mg/kg，エスラックス 0.6〜1 mg/kg

》挿　管

気管挿管の手技については，シミュレーターでの修練や日々の診療により経験を積み，実践を行うことにより，スキルアップをされることが望ましい。

・後頭部に枕を入れ，臭いを嗅ぐ姿勢とするスニフィングポジションにより口腔軸と咽頭軸を一直線にすることにより声門部の視野を確保することができるが，頸椎損傷が疑われる場合には禁忌となる。
・BURP法：甲状軟骨を背部（backward），上方（upward），右方（rightward）に圧迫（pressure）することで，声門が見やすくなり，挿管時の介助者に維持させることにより，よりよい視野での挿管が可能となる。

》placement with proof　チューブの確認

胸郭の挙上，5点聴診，チューブのくもりなどを基本として，$ETCO_2$ モニターによる確認が強く推奨されている。

》protection　鎮静，筋弛緩薬の維持投与

導入時に使用した薬剤は半減期が短いことにより，持続投与か半減期の長い薬剤への変更となる。

》postintubation management　気管挿管後の管理

頭蓋内圧亢進時には $PaCO_2$ の貯留を避けるべきであるが，積極的過換気により脳血流の低下に注意し，$PaCO_2$ を 30〜50 mmHg 程度とする。

c）外科的気道確保

挿管困難例では DAM（difficult air management）として，バッグ・バルブ・マスクでの換気，声門上デバイス，ビデオ喉頭鏡，ファイバーの使用などがあげられるが，それらを用いても十分な換気が得られず，明らかに気道確保が困難と判断した場合には，輪状甲状靱帯穿刺・切開により気道確保する対応の準備も必要である。

3）呼吸管理

急性期に呼吸障害を認める，あるいは意識障害が進行している場合は人工呼吸管理を検討する。

》》過換気
前述のとおり,過換気には注意を要する。
》》神経原性肺水腫
重症くも膜下出血では,時に急激な頭蓋内圧上昇によるカテコラミンの大量放出で肺水腫をきたす。気管挿管後のPEEP(呼気終末陽圧換気)による調節呼吸と利尿薬投与を行う。
》》中枢性の異常呼吸
呼吸中枢の障害による失調性呼吸,チェーン・ストークス呼吸,中枢性過呼吸などの異常呼吸の出現に注意する[18]。

4) 循環管理(「Ⅴ ISLSに必要な知識」参照)

(1) 脳梗塞(虚血性脳卒中)

a) 高血圧

解離性動脈瘤,急性心筋梗塞,高血圧性脳症などを合併していない限り,脳梗塞急性期の積極的降圧は推奨されない。しかし,rt-PA使用時の高血圧に対しては降圧が必要となる。

》》rt-PA治療適応例[19]
投与前は収縮/拡張期圧=185/110 mmHg以下に降圧,投与中または少なくとも1時間後までは収縮期/拡張期圧=180/105 mmHg以下,目標収縮期血圧140〜160 mmHgとする。

》》rt-PA治療非適応例
収縮期/拡張期圧=220/120 mmHg以下,目標収縮期血圧160〜180 mmHgとする。

》》高血圧非合併例
薬剤を用いた積極的昇圧は避ける。

b) 不整脈

心房細動の頻脈により循環動態が不安定な場合には,早期に心拍数をコントロールする。

(2) 脳出血

高血圧が続く場合は,予後および再出血予防のため降圧が必要となる。最近発表された各試験結果から収縮期血圧は140 mmHg以下へ降圧することが推奨されている。140 mmHg以下への降圧は死亡や重大な機能障害を増加させず,降圧により有害事象は増加せずに機能転機を改善する[19]。

(3) くも膜下出血

a) 高血圧

発症 24 時間以内に再出血の危険が高いため，鎮静を行い，厳重な血圧管理が必要となる。頭蓋内圧が上昇している重症例での不用意な降圧は脳虚血を増悪させる可能性があるので注意する。American Heart Association（AHA）では 120〜160 mmHg を管理目標としている[20]。一方，わが国ではエキスパートオピニオンとして 120〜140 mmHg を管理目標する意見が支配的である[21]。しかし再出血例の多くは 120〜140 mmHg であったとする報告もあり[22]，明確な基準は確立されていない。

b) 不整脈

重症では，急激な頭蓋内圧上昇によるカテコラミンの大量放出で種々の不整脈を生じ得る。

》 徐　脈

まずは低酸素血症を疑う。高血圧を伴っている場合は Cushing 現象を疑い，頭蓋内圧の管理を行う。房室ブロックなどによる徐脈で血圧低下をきたす場合は，硫酸アトロピン 0.5〜1.0 mg（極量 0.04 mg/kg）を静注し，無効時は一時的ペーシング（緊急時は体外経皮ペーシング：TCP）も考慮する。ペーシングを行う場合は，十分に鎮静・鎮痛処置を行う。

》 単形性心室頻拍

心機能正常で循環動態安定なら，プロカインアミド 20 mg/分を持続投与する（リズム改善，極量 17 mg/分，QRS 幅 50％以上増大まで）。頻脈で循環動態不安定ならカルディオバージョンを行う。カルディオバージョンを行う場合は鎮静・鎮痛処置を必ず行う。

》 torsade de pointes（トルサデポワン）

心電図基礎調律で QT 延長の多形性心室頻拍で，循環動態安定ならマグネシウムを 1〜2 g/5〜60 分で投与し原因を調べる。頻脈で循環動態不安定ならカルディオバージョン（または除細動）を行う。

c) その他

》 急性心筋梗塞

出血性脳卒中の高齢者や糖尿病患者で合併することがあり，注意を要する。

》 たこつぼ心筋症（takotsubo cardiomyopathy）

頭蓋内圧の急激な上昇がカテコラミンの大量放出をもたらし，それに基づく交感神経系の過緊張が原因と考えられている。女性に多く発症する。心臓超音波検査，左室造影検査で広範な心室壁の収縮力低下と心基部の過収縮を起こす。心室収縮異常は数週から 1 カ月以内に多くは正常化する。頭蓋内圧亢進のわりに血圧上昇を認

めず，昇圧薬にも反応が悪い。心電図上，ST 上昇後の T 波逆転・QT 延長，鏡像変化の欠如などを認める。β遮断薬が有効な場合がある。

（4）脳卒中に対し使用が推奨される降圧薬

≫ニトロプルシド
0.5 µg/kg/分で静注開始，その後最大 3.0 µg/kg/分
≫ジルチアゼム
10 mg を 1 分で静注開始，その後 5〜15 µg/kg/分
≫ニカルジピン
10〜30 µg/kg/分で静注開始，その後 2〜10 µg/kg/分

※わが国では，止血の完成していない頭蓋内出血と脳卒中急性期で頭蓋内圧が亢進している患者には禁忌とされてきたが，研究・調査から安全性が示され禁忌項目は削除された（慎重投与への変更）。
※硝酸薬は，脳血管を拡張し脳血流量を増加させ頭蓋内圧を亢進させると考えられているが，臨床的に転帰に影響した報告はなく，脳血流に及ぼす影響はカルシウム拮抗薬と同等と報告されている。

5）頭蓋内圧の管理

　頭蓋内圧（intracranial pressure；ICP）亢進は，致死的な脳ヘルニアを引き起こす可能性がある。疼痛，頭位変換，咳などは ICP 亢進を悪化させるため，適切な鎮痛鎮静を要する[10]。虚血性脳卒中の場合，発症 72〜96 時間後まで脳浮腫が進行する[23]。ICP 亢進症状に注意し，増悪がみられる場合は ICP モニタリングを含めた全身管理を行うことが合理的である[10]。

①頭位を 15〜30°に挙上し，適切な鎮痛鎮静を行う[9)10)23]。
②輸液は生理食塩液や乳酸リンゲル液などの等張液を用いる。5％グルコース液や低張液は脳浮腫を助長するため避ける[23]。
③ICP 亢進例では高張グリセロール（10％）〔10〜12 mℓ/kg を数回に分けて投与〕，マンニトール〔0.25〜0.5 g/kg×2〜4/日〕を用いる。マンニトール使用時は，腎不全などの副作用を避けるため，血漿浸透圧を 320 mOsm/kgH$_2$O 以下に保持する[10]。
④脳ヘルニアの進行などでやむを得ない場合は，短時間の軽度過換気療法（30 分以内，CO_2モニタリング下）や減圧開頭術などの侵襲的治療を行うことは理にかなっている[10]。
⑤副腎皮質ホルモンは，脳浮腫や ICP 亢進の治療には推奨されない。ICP 管理が困難な場合，バルビツレート療法や低体温療法あるいは薬物を用いた体温管理を考慮してもよい[10]。
⑥中大脳動脈閉塞による進行性脳浮腫に対して，適応（60 歳以下，発症 48 時間

以内，中大脳動脈領域梗塞が50%以上など）を満たせば減圧開頭術が合理的である[9)10)]。

6）痙攣の管理

(1) 脳卒中と痙攣

痙攣は急性期死亡ないし機能転帰不良に関係する。脳卒中後痙攣は約10%にみられ，出血性脳卒中でやや多く皮質型出血では15～23%に達する[9)]。発症時に痙攣発作が1回起こることが多く，急性症候性発作（脳卒中の発症から7日以内に起こる発作）に分類される。慢性疾患で繰り返し起こるてんかんと区別するが，頻発したり，てんかん重積状態になることもある[25)]。

(2) 脳卒中急性期の抗てんかん薬の投与

a）発作に対して

発作が持続している場合はてんかん重積状態に準じて治療を行う。急性期に再発する可能性が高い場合で，抗てんかん薬の内服が困難な患者にはホスフェニトイン，フェニトイン，レベチラセタム（保険適用外）またはフェノバルビタールの静注が有用である[10)]。

b）発作の予防

予防的抗てんかん薬投与の有用性は示されていないが，高齢者の皮質を含む出血では予防的投与を考慮してもよい[9)]。くも膜下出血の場合，脳動脈瘤根治術までの短期間はレベチラセタムなどの抗てんかん薬を予防的に投与してもよい[26)]。

c）てんかん重積発作時（図Ⅳ-18）

「臨床的あるいは電気的てんかん活動が少なくとも5分以上続く場合，あるいはてんかん活動が回復なく反復し5分以上続く場合」てんかん重積状態と定義する[10)25)]。
- 来院直後：全身痙攣が持続あるいは反復している場合，患者に接触する前から全身痙攣が続いている場合は，全身痙攣重積状態（generalized convulsive status epilepticus；GCSE）と考えて，直ちに呼吸管理と抗てんかん薬投与を行うべきである[10)]。
- GCSEに対する第一選択薬として，ジアゼパム静脈内投与（呼吸抑制・血圧低下に注意しつつ，通常5～10 mgを1分以上かけて投与，3分ごとに計20 mgまで反復可）が推奨される[10)]。
- ビタミンB_1欠乏や低血糖が疑われるGCSE患者では，採血後にチアミン100 mg静脈内投与あるいはブドウ糖約20 g（50%ブドウ糖の場合は40 mL）静脈内投与

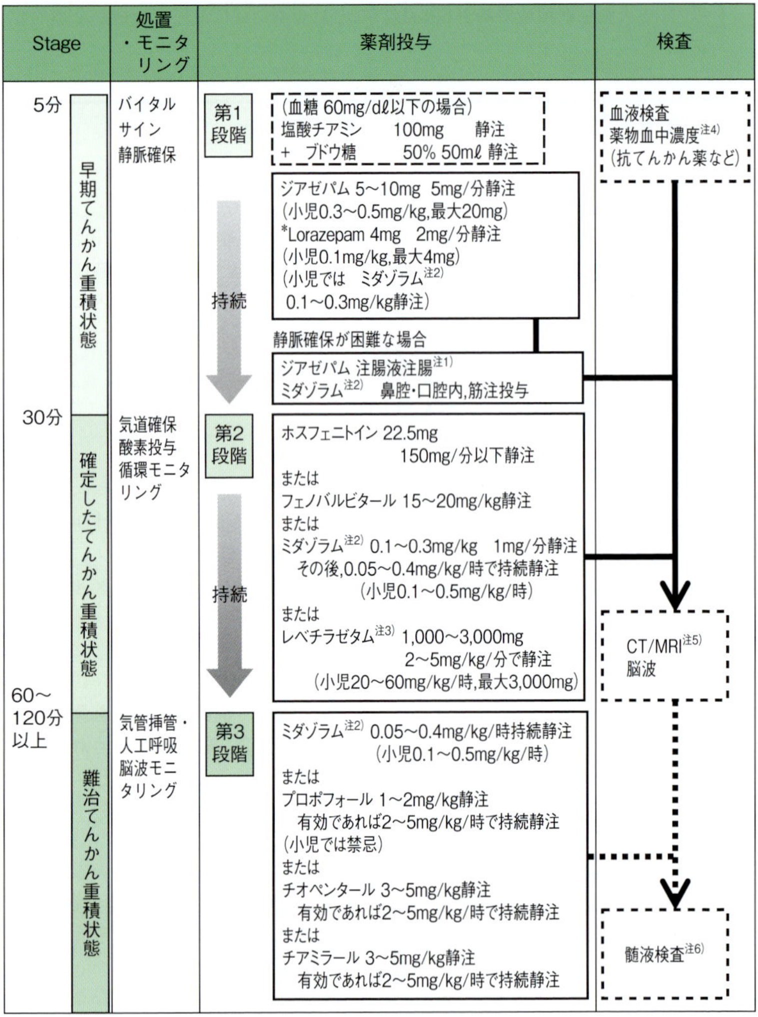

Stage	処置・モニタリング		薬剤投与	検査
5分	早期てんかん重積状態	バイタルサイン 静脈確保	第1段階 (血糖60mg/dl以下の場合) 塩酸チアミン　100mg　静注 ＋ ブドウ糖　　50% 50ml 静注	血液検査 薬物血中濃度[注4] (抗てんかん薬など)
			持続 ジアゼパム 5～10mg　5mg/分静注 (小児0.3～0.5mg/kg,最大20mg) *Lorazepam 4mg　2mg/分静注 (小児0.1mg/kg,最大4mg) (小児では ミダゾラム[注2] 0.1～0.3mg/kg静注)	
			静脈確保が困難な場合 ジアゼパム 注腸液注腸[注1] ミダゾラム[注2]　鼻腔・口腔内,筋注投与	
30分	確定したてんかん重積状態	気道確保 酸素投与 循環モニタリング	第2段階 ホスフェニトイン 22.5mg 　　　　150mg/分以下静注 または フェノバルビタール 15～20mg/kg静注 または ミダゾラム[注2] 0.1～0.3mg/kg　1mg/分静注 その後,0.05～0.4mg/kg/時で持続静注 (小児0.1～0.5mg/kg/時) または レベチラセタム[注3] 1,000～3,000mg 2～5mg/kg/分で静注 (小児20～60mg/kg/時,最大3,000mg)	CT/MRI[注5] 脳波
60～120分以上	難治てんかん重積状態	気管挿管・人工呼吸 脳波モニタリング	第3段階 ミダゾラム[注2] 0.05～0.4mg/kg/時持続静注 (小児0.1～0.5mg/kg/時) または プロポフォール 1～2mg/kg静注 有効であれば2～5mg/kg/時で持続静注 (小児では禁忌) または チオペンタール 3～5mg/kg静注 有効であれば2～5mg/kg/時で持続静注 または チアミラール 3～5mg/kg静注 有効であれば2～5mg/kg/時で持続静注	髄液検査[注6]

〔日本神経学会監,「てんかん診療ガイドライン」作成委員会編:てんかん診療ガイドライン 2018. 医学書院, 東京, 2018. より改変〕

図IV-18　てんかん重積状態の治療フローチャート
注1）ジアゼパム注腸液注腸の容量は 10～30 mg（小児では 0.2～0.5 mg/kg）（保険適用外）
(続く)

注2) ミダゾラムを鼻腔・口腔内,筋注投与する場合は 0.5％注射液を 10 mg(小児では 0.3 mg/kg) 使用する(保険適応外)。静注・持続静注する場合は 0.1％注射製剤が保険適用である。ミダゾラム 0.1％注射製剤の添付文書での投与量は,静脈内投与 0.15 mg/kg,持続投与 0.01〜0.4 mg/kg となっている。
注3) てんかん重積状態には保険適用外である。
注4) てんかん治療中であれば服用中の抗てんかん薬血中濃度を確認する。また,痙攣誘発物質(テオフィリンなど)の過量が疑われる場合は可能であれば血中濃度を確認する。
注5) 必要に応じて頭部 MRI または CT を行い原因を検索する。心因性発作の鑑別や治療効果の判定のために持続脳波モニタリングができれば理想的であるが,困難であっても,治療後にてんかん重積状態が終息しているか脳波で確認することが望ましい。
注6) 髄膜炎・脳炎などが疑われる症例は髄液検査を行う。髄液一般,培養,顕鏡などのほかに,後に杭神経抗体などの検索ができるように一部を冷凍保存することが望ましい。
＊:Lorazepam 静注製剤はわが国では未発売である。

を行うことは理にかなっている[10]。

- ジアゼパムの効果持続は約 30 分のため,ジアゼパム投与 5〜10 分後にフェニトインのプロドラッグであるホスフェニトインを静脈内投与(22.5 mg/kg を 3 mg/kg/分または 150 mg/分のいずれか低いほうを超えない)する。洞徐脈,高度刺激伝導障害例では投与禁忌である。ホスフェニトインを使用できない場合は,フェニトイン静脈内投与(通常 250 mg を心電図モニターを監視しつつ 5 分以上かけて投与,状況により総量 15〜20 mg/kg まで緩徐に静脈内投与)を行う。フェノバルビタール静脈内投与(15〜20 mg/kg を 10 分以上かけて緩徐に静脈内投与,ジアゼパム投与後に併用する場合は呼吸抑制の頻度が高まり得ることに注意),レベチラセタム静脈内投与(保険適用外)も用いられる[10]。
- 以上によっても痙攣が止まらない場合,ICU 管理下でのミダゾラム投与(0.2 mg/kg をゆっくり静脈内投与したのちに 0.1〜0.5 mg/kg/時を持続静脈内投与)を考慮する[10]。
- 痙攣が止まっても意識障害が遷延する場合は,非痙攣性てんかん重積状態(non-convulsive status epilepticus;NCSE)の可能性がある。診断には脳波検査(できれば持続脳波モニタリング)が必要である[10]。

※初療時に静脈路が確保できないときはジアゼパム注射液の注腸 10〜30 mg(保険適用外),あるいはミダゾラム注射液の口腔・鼻腔内投与,筋注 10 mg(成人)を行う(保険適用外)。

7) その他の全身合併症の管理

≫ 血糖管理

高血糖(血糖値＞200 mg/dℓ),低血糖(血糖値＜80 mg/dℓ)をきたさないよう血糖管理を行う[10]。

≫ 体温管理

脳卒中急性期の高熱は，転帰不良に関連する。急性期の体温上昇に対して解熱薬の投与を考慮する[9)23)24)26)]。

≫ 消化管出血

高齢や重症の脳卒中患者ではとくに消化管出血の合併に注意し，ファモチジン，ラニチジンなどのH_2受容体拮抗薬の静注投与を考慮する[9)]。

≫ 誤 嚥

誤嚥による肺炎に注意する。飲食や経口内服薬を開始する前に嚥下機能評価することが推奨される。簡便なスクリーニング検査として水飲みテストが有用である。誤嚥リスクが高い場合は経鼻胃管による栄養補給を考慮する[9)]。

文 献

1) Ohta T, Kikuchi H, Hayashi K, et al：Nizofenone administration in the acute stage following subarachnoid hemorrhage. Results of a multi-center controlled double-blind clinical study. J Neurosurg 64：420-426, 1986.
2) Teasdale G, Jenett B：Assessment of Coma and Impaired consciousness. Lancet 2：81-84, 1974.
3) Okudera H, Ohta T, Aruga T, et al：Development of an Emergency Coma Scale by the ECS task force：2003 report. J Jpn Congr Neurol Emerg 17：66-68, 2004.
4) Takahashi C, Okudera H, Origasa H, et al：A simple and useful coma scale for patients with neurologic emergencies：the Emergency Coma Scale. Am J Emerg Med 29：196-202, 2011.
5) McNarry AF, Bateman DN：Simple bedside assessment of level of consciousness；comparison of two simple assessment scales with the Glasgow Coma scale. Anaesthesia 59：34-37, 2004.
6) WijDicks EF, Bamlet WR, Maramattom BV, et al：Validation of a new coma scale：The FOUR score. Ann Neurol 58：585-593, 2005.
7) Wijdicks EF, Kramer AA, Rohs T Jr, et al：Comparison of the Full Outline of UnResponsiveness score and the Glasgow Coma Scale in predicting mortality in critically ill patients. Crit Care Med 43：439-444, 2015.
8) American Heart Association：AHA 心肺蘇生と救急心血管治療のためのガイドラインアップデート 2015．シナジー，東京，2016．
9) 日本脳卒中学会 脳卒中ガイドライン委員会：脳卒中治療ガイドライン 2015；追補 2017 対応．協和企画，東京，2017．
10) 日本蘇生協議会監：脳神経蘇生．JRC 蘇生ガイドライン 2015．医学書院，東京，2016, pp346-407．
11) 救急医学編集委員会編：脳卒中；初期診療の Tips と転ばぬ先の杖．救急医学 39（4），2015．
12) 救急医学編集委員会編：神経救急・集中治療；今度こそ苦手領域を克服する．救急医学 40(4)，2016．
13) 篠原幸人監，永山正雄，濱田潤一，三宅康史編：神経救急・集中治療ハンドブック，第 2 版．医学書院，東京，2017．
14) 安心院康彦：ER における意識障害患者の診療：ACEC を目指して；意識障害の初期診療：ACEC とコーマルール．救急医学 33（9）：1005-1009, 2009．

15) 日本救急医学会，日本神経救急医学会，日本臨床救急医学会監，「ACECガイドブック2014」編集委員会，意識障害に関するERにおける標準化小委員会編：ACECガイドブック2014；意識障害の初期診療の標準化．へるす出版，東京，2014．
16) 日本蘇生協議会，日本救急医療財団監：第6章 神経蘇生（NR）．JRC蘇生ガイドライン2010．へるす出版，東京，2011，pp284-330．
17) 日本脳卒中学会脳卒中医療向上・社会保険委員会rt-PA（アルテプラーゼ）静注療法指針改訂部会：rt-PA（アルテプラーゼ）静注療法適正治療指針 第二版．脳卒中34：443-480，2012．
18) 田崎義昭，斎藤佳雄，坂井文彦，他：ベッドサイドの神経の診かた，改訂18版．南山堂，東京，2016．
19) 日本脳卒中学会脳卒中ガイドライン委員会編：高血圧性脳出血の急性期治療；血圧の管理；脳卒中治療ガイドライン2015．協和企画，東京，2015，pp143-144．
20) Mayberg MR, Batjer HH, Dacey R, at al：Guidelines for management of aneurysmal subarachnoid hemorrhage. A statement for healthcare professionals from a special writing group of the Stroke Council, American Heart Association. Stroke 25：2315-2328, 1994.
21) 小林繁樹：動脈瘤手術までの管理；くも膜下出血；急性期治療．清水宏明編，脳血管障害の急性期マネジメント．光文堂，東京，2014，pp212-214．
22) Tanno T, Homma M, Oinuma M, et al：Rebleeding from ruptured intracrlanial aneurysm in North Eastern Province in Japan. A cooperative study. J Neurol Sci 258：11-16, 2007.
23) Jauch EC, Saver JL, Adams HP Jr, et al：Guidelines for the early management of patients with ischemic stroke. A guideline for healthcare professionals from the American Heart Association/American Stroke Association. Stroke 44：870-947, 2013.
24) Hemphill JC 3rd, Greenberg SM, Anderson CS, et al：Guidelines for the management of spontaneous intracerebral hemorrhage. A guideline for healthcare professionals from the American Heart Association/American Stroke Association. Stroke 46：2032-2060,2015.
25) 日本神経学会監，「てんかん診療ガイドライン」作成委員会編：てんかん診療ガイドライン2018．医学書院，東京，2018．
26) Diringer MN, Bleck TP, Claude Hemphill J 3rd, et al：Critical care management of patients following aneurysmal subarachnoid hemorrhage：recommendations from the Neurocritical Care Society's Multidisciplinary Consensus Conference. Neurocrit Care 15：211-240, 2011.

V

ISLS に必要な知識

V ISLSに必要な知識

1 脳梗塞

　脳卒中の死亡者数は年間約13万人，その約60%は脳梗塞である。脳梗塞は，National Institute of Neurological Disorders and Stroke（NINDS）分類により，脳実質内小動脈病変が原因のラクナ梗塞，頸部〜頭蓋内の比較的大きな動脈のアテローム硬化が原因のアテローム血栓性脳梗塞，心房細動に伴う左房内血栓などによる心原性脳塞栓症，その他に大別される。本項では，脳梗塞の初期治療にあたって必要となる知識を，『脳卒中治療ガイドライン2015』（追補2017）[1]と『JRC蘇生ガイドライン2015』[2]を踏まえて解説する。

1）脳梗塞の診かた

(1) 脳梗塞各臨床病型の臨床像

a）アテローム血栓性脳梗塞

　血栓性，塞栓性（動脈原性），血行力学性の3種類がある。
ⅰ）血栓性：①動脈硬化促進因子を有し，②睡眠中や安静時に発症しやすく，③症候が段階的に進行したり動揺する場合が多く，④症候は病巣，大きさ，側副血行によりさまざま，である。内頸動脈系では片麻痺，半身感覚障害に失語症などの高次脳機能障害，半盲，痙攣，椎骨脳底動脈系では時に両側性で，運動・感覚障害に小脳・脳神経・意識・呼吸障害を伴う。
ⅱ）動脈原性塞栓性：心原性脳塞栓症と同様に突発完成する。同一の血管支配領域の一過性脳虚血発作（TIA）が先行したり，再発を繰り返す例や頸動脈病変合併例では本病態を疑う。
ⅲ）血行力学性：頭蓋内外の狭窄性動脈病変がある例に血圧低下や脱水が加わり脳血流支配の境界領域に脳梗塞が生じる。

b）ラクナ梗塞

　本病型の特徴は，①基底核，脳幹など脳深部の直径15 mmまでの小梗塞，②多くは高血圧症に基づく小動脈血栓によるが，まれに塞栓や分岐部アテローム血栓により，③各種ラクナ症候群を呈するが約2/3は無症状，である。アテローム血栓性で分岐部に生じるものはbranch atheromatous diseaseと呼ばれ，アテローム硬化に

より，穿通動脈起始部が狭窄・閉塞した結果生じる。画像上，径15 mm 以上の giant lacune を呈する。

c）心原性脳塞栓症

本病型の特徴は，①心房細動ほかの心疾患を基礎とし，②突発完成し，③特徴的な栓子陰影（susceptibility vessel sign, hyperdense MCA sign, MCA dot sign）を認め，④血管支配領域に合致する比較的大きな脳梗塞を呈し，両側前方循環または前方・後方循環などの多発梗塞，出血性梗塞となりやすく，⑤左右両側に再発しやすく予後不良なことである。塞栓源としてもっとも多い左房内血栓の検出には経食道心臓超音波検査が優れているが，心内血栓が検出されなくても，臨床像から本病型と診断して治療開始することも多い。

（2）脳梗塞急性期の work-up

CT 超急性期異常所見を見逃さないための読影ポイントを表V-1，図V-1 にまとめた[3]。

MRI 上，梗塞巣は拡散強調画像で高信号域（白色）がもっとも早期に描出され，T1 強調画像で低信号域（黒色），T2 強調画像と FLAIR 像で高信号域（白色）を呈する。また心臓，頸動脈，下肢，大動脈の超音波検査や経頭蓋超音波検査などを用いて，塞栓源の評価も並行して行う。

表V-1　脳梗塞超急性期 CT 所見読影のポイント

すみずみまで，左右差がないか
　脳実質の淡い低吸収域，脳回の腫脹
　脳浮腫による脳溝やくも膜下腔の狭小化
　脳室の変形
灰白質と白質のコントラストは保たれているか
　基底核や視床辺縁の不明瞭化
　脳実質の淡い低吸収域
　皮髄境界の不明瞭化：島部リボン消失など
主幹動脈に異常はないか
　dense artery sign, dot sign
　脳動脈瘤様所見→脳動脈瘤に伴う脳梗塞
見落しやすい部位に病変がないか
　脳梁，島皮質，頭頂葉上部，側頭葉，海綿静脈洞部，
　脳幹部，小脳など
経時変化はないか
　発症 24～48 時間後の梗塞巣描出
　dense artery sign
本当にアーチファクトか

〔文献 3）より作成〕

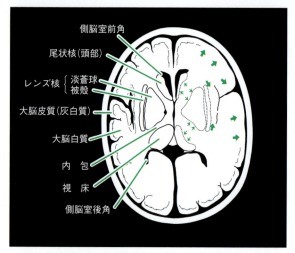

図V-1　早期虚血性変化の頭部CT所見

早期虚血性変化のうち early parenchymatous CT sign は，細胞性浮腫による主に灰白質のCT値の軽度低下により，基底核や視床辺縁の不明瞭化，脳実質の淡い低吸収域，皮髄境界の不明瞭化（➡）を生じるもので，発症1～3時間後からみられ得る．とくに尾状核，視床やレンズ核辺縁が不明瞭となった結果，内側へ凹んだように見える所見はしばしばみられる（→）．早期虚血性変化には，このほかに dense artery sign，dot sign などがある．早期虚血性変化は，脳前方の大血管閉塞例の82％で6時間以内に検出可能であったと報告されている
〔永山正雄，他：脳梗塞．神経救急・集中治療ハンドブック 第2版，p.149，医学書院，2017．より引用・改変〕

(3) 脳動脈解離

脳動脈解離は，脳主幹動脈壁に動脈解離が生じ，TIA や脳梗塞などの虚血性脳血管障害を生じるのみならず，解離性脳動脈瘤の破綻によりくも膜下出血の原因にもなる．単独で発症する場合と大動脈解離が進展した結果として発症する場合がある．若年発症，頭痛，頸部痛を伴うもの，TIA では脳動脈解離を疑う．

(4) 若年・非定型・原因不明・家族性の例[3]

脳動脈解離，もやもや病，先天性血栓性素因，播種性血管内凝固症候群（DIC），多血症，膠原病，薬剤性（避妊薬，覚醒薬，麻薬など），妊娠，諸種塞栓症（腫瘍，空気，脂肪）などがある．

(5) 重症度・治療効果の評価スケール

脳卒中治療前後の半定量的評価や血栓溶解療法の適応評価にあたっては，米国 National Institutes of Health (NIH) による NIH Stroke Scale (NIHSS) を用いる。

2) 脳梗塞の初期治療

(1) 一般的治療

「全身管理」(p.70) 参照。

(2) 合併症とその管理

脳梗塞急性期には呼吸不全，消化管出血，痙攣など多彩な合併症がみられ，発症後3カ月までの死亡の半数は合併症に起因する。また，誤嚥性肺炎，尿路感染症，褥瘡や深部静脈血栓症は病期を問わず高頻度である。脳梗塞急性期にはこれらの合併症についての十分な注意が必要である。

(3) 血栓溶解療法

血栓溶解薬の遺伝子組み換え組織プラスミノゲンアクチベーター (rt-PA, アルテプラーゼ) 静脈内投与は，脳梗塞の病型を問わず可能である。

a) 適正治療指針の遵守

投与にあたっては，日本脳卒中学会の「rt-PA（アルテプラーゼ）静注療法適正治療指針 第二版（2016年一部改訂）」(表V-2, 図V-2)[4] および適宜『脳卒中治療ガイドライン2015』(追補2017)[1]，『JRC蘇生ガイドライン2015』[2]の「第6章 脳神経蘇生」を遵守する。

「rt-PA（アルテプラーゼ）静注療法適正治療指針 第二版（2016年一部改訂）」における改訂点は以下のとおりである。
① 治療開始可能時間が発症から4.5時間までに延長された
② 症候の急速な軽症化（改善），痙攣，脳動脈瘤などが禁忌から慎重投与に変更された
③ 慎重投与の年齢が75歳から81歳に，またNIHSS値が23以上から26以上になった
④ 胸部大動脈解離が適応外（禁忌）に加えられた
⑤ 慎重投与から意識レベルJCS 100以上が削除された
⑥ 慎重投与項目がない場合，代諾者への説明と同意取得は必須ではなくなった（慎重投与例には患者または代諾者への説明と同意取得は不可欠，図V-3）

表V-2 アルテプラーゼ静注療法のチェックリスト

適応外（禁忌）	あり	なし
発症〜治療開始時刻 4.5 時間超	☐	☐
※発症時刻（最終未発症確認時刻）[：] ※治療開始（予定）時刻 [：]		
既往歴		
非外傷性頭蓋内出血	☐	☐
1 カ月以内の脳梗塞（一過性脳虚血発作を含まない）	☐	☐
3 カ月以内の重篤な頭部脊髄の外傷あるいは手術	☐	☐
21 日以内の消化管あるいは尿路出血	☐	☐
14 日以内の大手術あるいは頭部以外の重篤な外傷	☐	☐
治療薬の過敏症	☐	☐
臨床所見		
くも膜下出血（疑）	☐	☐
急性大動脈解離の合併	☐	☐
出血の合併（頭蓋内，消化管，尿路，後腹膜，喀血）	☐	☐
収縮期血圧（降圧療法後も 185 mmHg 以上）	☐	☐
拡張期血圧（降圧療法後も 110 mmHg 以上）	☐	☐
重篤な肝障害	☐	☐
急性膵炎	☐	☐
血液所見		
血糖異常（＜50 mg/dℓ，または＞400 mg/dℓ）	☐	☐
血小板 100,000/mm³以下	☐	☐
血液所見：抗凝固療法中ないし凝固異常症において		
PT-INR＞1.7	☐	☐
aPTT の延長（前値の 1.5 倍［目安として約 40 秒］を超える）	☐	☐
CT/MR 所見		
広汎な早期虚血性変化	☐	☐
圧排所見（正中構造偏位）	☐	☐

慎重投与（適応の可否を慎重に検討する）	あり	なし
年齢　<u>81 歳以上</u>	☐	☐
既往歴		
10 日以内の生検・外傷	☐	☐
10 日以内の分娩・流早産	☐	☐
1 カ月以上経過した脳梗塞<u>（とくに糖尿病合併例）</u>	☐	☐
3 カ月以内の心筋梗塞	☐	☐
蛋白製剤アレルギー	☐	☐
神経症候		
<u>NIHSS 値 26 以上</u>	☐	☐
軽症	☐	☐
症候の急速な軽症化	☐	☐
痙攣（既往歴などからてんかんの可能性が高ければ適応外）	☐	☐
臨床所見		
脳動脈瘤・頭蓋内腫瘍・脳動静脈奇形・もやもや病	☐	☐
胸部大動脈瘤	☐	☐
消化管潰瘍・憩室炎，大腸炎	☐	☐
活動性結核	☐	☐
糖尿病性出血性網膜症・出血性眼症	☐	☐
血栓溶解薬，抗血栓薬投与中<u>（とくに経口抗凝固薬投与中）</u>	☐	☐
※抗 Xa 薬やダビガトランの服薬患者への本治療の有効性と安全性は確立しておらず，治療の適否を慎重に判断せねばならない。		
月経期間中	☐	☐
重篤な腎障害	☐	☐
コントロール不良の糖尿病	☐	☐
感染性心内膜炎	☐	☐

＜注意事項＞
1. 一項目でも「適応外」に該当すれば実施しない
2. 一項目でも「慎重投与」に該当すれば，適応の可否を慎重に検討し，治療を実施する場合は患者本人・家族に正確に説明し同意を得る必要がある
3. 「慎重投与」のうち，下線をつけた 4 項目に該当する患者に対して発症 3 時間以降に投与する場合は，個々の症例ごとに適応の可否を慎重に検討する必要がある

〔文献 4）より引用〕

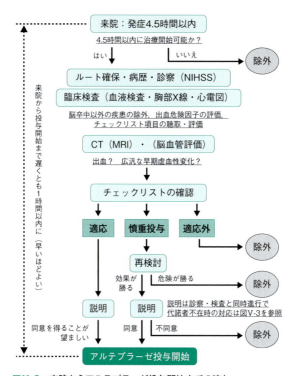

図Ⅴ-2　来院からアルテプラーゼ投与開始までの流れ
〔文献4）より引用・改変〕

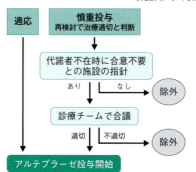

図Ⅴ-3　患者が説明への判断能力を欠き代諾者が不在な場合の対応
〔文献4）より引用〕

b) 急性大動脈解離の除外

脳梗塞，TIA で発症する大動脈解離の存在を認識し，見逃しに注意する。胸背部痛の有無，四肢の血圧の左右差，胸部単純 X 線上の上縦隔陰影拡大や大動脈外縁と石灰化との幅の開大（6 mm 以上）などがあれば心臓超音波検査，頸動脈超音波検査，あるいは胸部造影 CT 検査を行う[2]。

c) アルテプラーゼ投与の実際

動脈血採血，経鼻胃管や諸種カテーテル（膀胱，動脈圧モニタリングほか）の挿入は，アルテプラーゼ投与前に必要に応じてできるだけ早めに済ませ，投与開始直後を避ける。

発症時刻が不明な場合は，最終未発症時刻をもって発症時刻とする。

発症後 4.5 時間以内であっても，治療開始が早いほど，良好な転帰が期待できる。したがって，来院後遅くとも 1 時間以内にアルテプラーゼ投与を始めることが望ましい。実際の使用量は 0.6 mg/kg で，総投与量の 10％を 1〜2 分程かけて急速投与し，残りを 1 時間で持続静注する。

本治療法を行う施設は，CT または MRI 検査が 24 時間実施可能で，集中治療のために十分な人員（専門診療チーム）およびストロークケアユニット（SCU）などの設備を有し，脳神経外科的処置が迅速に行える体制が整備されていることが要件となる[4]。

d) 投与開始後の管理

治療開始後の 24 時間は，血圧を管理（収縮期血圧＞180 mmHg または拡張期血圧＞105 mmHg 時には積極的な降圧療法の開始）し，抗血栓療法を制限する。神経学的評価は，投与開始から 1 時間は 15 分ごと，1〜7 時間は 30 分ごと，7〜24 時間は 1 時間ごとに行う。症候性頭蓋内出血を合併した場合，とくに血圧管理（例えば収縮期血圧 140 mmHg 程度まで下降），呼吸管理，脳浮腫・頭蓋内圧管理を行い，速やかに脳神経外科的処置を検討する。

参考：その他の急性期治療

a) 他の薬物治療

発症 48 時間以内の心原性脳塞栓症に対するヘパリンの使用には十分な知識と経験をもつ医師の判断を要する。発症 48 時間以降の使用は心原性脳塞栓症例や段階的に増悪する進行性脳梗塞例で考慮する。発症 48 時間以内で病変最大径が 1.5 cm を超す脳梗塞（心原性脳塞栓症を除く）例には，選択的トロンビン阻害薬アルガトロバンが有用である。発症後 5 日以内の脳血栓症例には抗血小板薬オザグレルナトリウムの点滴静注が推奨される。アスピリンの発症後 48 時間以内の経口投与は転帰を

改善するが，消化管出血に留意を要する。抗酸化薬エダラボンは発症後 24 時間以内の脳梗塞例に使用が認可されている。ただし重篤な腎機能障害例には禁忌である。

b) 外科的治療

中大脳動脈灌流域を含む一側大脳半球梗塞例では一定の基準を満たす場合に硬膜形成を伴う外減圧術が，小脳梗塞による水頭症で中等度意識障害を有する例では脳室ドレナージ術が，脳幹部圧迫により重度意識障害を有する例では減圧開頭術が各々推奨される。

c) 血管内治療

発症 6 時間以内の主幹脳動脈閉塞による急性期脳梗塞に対し，アルテプラーゼ静注療法に血管内治療を追加することで転帰を改善するという科学的根拠が示された。ただし「経皮経管的脳血栓回収用機器 適正使用指針 第 2 版」(2015 年) の有効性を示した条件と環境を遵守すべきである[5]。虚血症状を発症した頭蓋内動脈解離では，急性期に抗血栓療法（抗凝固療法または抗血小板療法）のほかにステント留置を考慮する。

3）一過性脳虚血発作（TIA）

わが国の TIA の定義は 1990 年の厚生省研究班の診断基準で，「神経症状持続時間が 24 時間以内で，画像上脳梗塞病巣を認めない」が最終であるが，TIA と急性期脳梗塞を同一のスペクトラムでとらえ直ちに入院治療を開始することが重要である。

(1) 原因，病態

TIA の多くは頸部動脈，脳動脈のアテローム血栓または心腔内塞栓源などからの微小栓子による。TIA 発作を反復する場合，病側が固定され stereotype であれば動脈原性機序を疑う。血行力学性 TIA は，脳主幹動脈に高度狭窄や閉塞がある例で，全身血圧低下などにより脳灌流圧がさらに低下して生じる。大動脈解離，脳動脈解離，脳アミロイド血管症，先天性血栓性素因なども TIA の原因となり得る。

(2) 症状，診断

a) TIA の臨床像

診察時には神経症候は完全に消失していることが多く，発作時の状態を医師が直接観察できることは少ないため，十分な問診と病歴評価が重要である。発作持続時間は 2～15 分程度が多い。一般に内頸動脈系 TIA は近日中に脳梗塞発症の可能性が高い。症候は一側性で片麻痺，単麻痺，半身感覚障害に失語症などの高次脳機能障害，半盲，痙攣，一過性黒内障が加わり得る。頭痛もまれではない。椎骨脳底動脈

表V-3 非定型的 TIA 症候および TIA と考えられない症候（NINDS-Ⅲ分類，1990）

TIA 症候として特徴的でないもの
　a．他の椎骨脳底動脈系の虚血症状を伴わない意識障害
　b．強直・間代性痙攣
　c．身体の数カ所にマーチして遷延する症状
　d．閃輝性暗点

TIA と考えられない症候
　a．感覚障害のマーチ
　b．回転性めまい（vertigo）のみ
　c．ふらつき（dizziness）のみ
　d．嚥下障害のみ
　e．構音障害のみ
　f．複視のみ
　g．尿尿失禁
　h．意識レベルの変化を伴う視力消失
　i．片頭痛に伴う局所症状
　j．錯乱のみ
　k．健忘のみ
　l．転倒発作（drop attack）のみ

系 TIA は回転性めまいが多く，その他両側性視力消失，半盲，複視，構音障害，嚥下障害，半身または両側の筋力低下や異常感覚，失調性歩行がみられる。

最近，椎骨脳底動脈系脳梗塞では，transient neurological attacks（TNAs）のほうが TIA よりもはるかに多いことが示された[6]。TIA 発作として非定型的な症候と TIA と考えられない症候を表V-3 に示す[7]。不整脈，心雑音，血管雑音（bruit），血圧・脈拍の左右差，頸部や咽頭部での内頸動脈拍動減弱，眼底所見（網膜血管閉塞）などに留意する。

b）TIA 急性期の work-up

病歴から TIA を疑う場合，緊急に頭部 MRI と MRA 検査を行い急性期脳梗塞や責任脳血管病変の有無を確認する。MRI 検査が困難で CT 上の出血性病変がなければ急性期脳梗塞あるいは TIA としての治療を開始する。一方で発症機序の評価が重要である。塞栓源検索のために心電図持続モニター，頸動脈・経胸壁・下肢深部静脈超音波検査を緊急に行うことが望ましい。必要なら経頭蓋超音波ドップラー，経食道心臓超音波検査を行う。また微小脳出血が類似の症候を呈し得るので MRI T2* 強調画像も考慮する。

（3）治療

治療については専門書を参考にされたい。

(4) 脳梗塞発症の危険度予測

ABCD^{2}スコア(A = age,B = blood pressure,C = clinical features,D = duration of symptoms,D = diabetes mellitus)(表V-4)[8]を示す。

表V-4 ABCD^{2}スコア(2日以内の脳梗塞リスク)

A	年齢	60歳以上	1点
B	血圧	SBP>140 かつ/または DBP≧90 mmHg	1点
C	臨床的特徴	一側の脱力 脱力を伴わない言語障害 その他	2点 1点 0点
D	症状持続時間	60分以上 10〜59分 10分未満	2点 1点 0点
D	糖尿病	糖尿病	1点

TIA後2日以内の脳梗塞発症率		
低リスク	0〜3点	1.0%
中リスク	4〜5点	4.1%
高リスク	6〜7点	8.1%

SBP:収縮期血圧,DBP:拡張期血圧

〔文献8)より引用・改変〕

4)脳梗塞の治療(機械的血栓回収療法)

(1) はじめに

血栓回収療法は,近年その成績がもっとも向上した治療の一つであり,ステントリムーバーもしくは吸引カテーテルを用いて,機械的に血栓を回収する治療法である(図V-4)。主に心原性脳塞栓症に起因する脳主幹動脈閉塞症に対して行う超急性期血管内治療であり,多くのランダム化比較試験の結果によりその有効性が証明されている。発症からいかに短時間に再開通させることができるかが,きわめて重要な治療である。

(2) エビデンス

急性期血栓回収療法に関して5つのランダム化比較試験[9〜13]が2015年に報告され,詳細は異なるもののすべて前方循環脳主幹動脈閉塞症に対する急性期血栓回収療法が90日後の日常生活自立度を改善させる結果であった。これらの結果は2016年にメタ解析として報告され[14],発症6時間以内の前方循環近位部(内頸動脈および中大脳動脈M1部)の主幹動脈閉塞症に対しては血栓回収療法が有効であり(図V-5),その90日後のmodified Rankin Scale(mRS)の改善に関するオッズ比,NNT(the number needed to treat)はそれぞれ2.49,2.6であった(図V-6)。そ

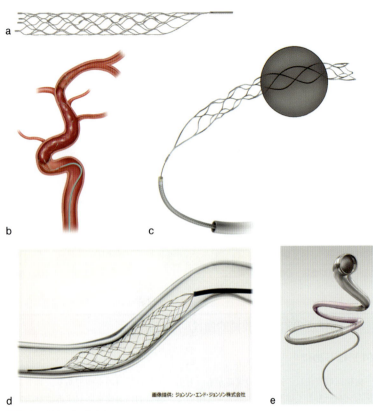

図 V-4　血栓回収デバイス
a, b：Solitaire™（提供：コヴィディエンジャパン株式会社），c：Trevo® XP（提供：日本ストライカー株式会社），d：ReVive® SE（提供：ジョンソン・エンド・ジョンソン株式会社），e：Penumbra System®（提供：株式会社メディコスヒラタ）

A Overall

	0	1	2	3	4	5	6
Control population (n=645)	5.0	7.9	13.6	16.4	24.7	13.5	18.9
Intervention population (n=633)	10.0	16.9	19.1	16.9	15.6	6.2	15.3

図 V-5　HERMES trial の primary outcome

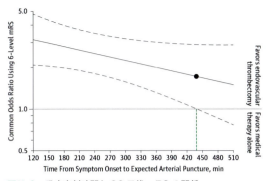

図V-6 発症穿刺時間と90日後mRSの関係

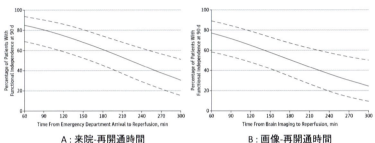

A：来院-再開通時間　　　　　　　　　B：画像-再開通時間

図V-7 各所要時間と90日後mRSの関係

してサブ解析の結果により，80歳以上，発症からの時間が300分以上，t-PA静注療法非適応症例においても，血栓回収療法が有用であったと結論づけられている（図V-7）。また長期予後に対する有効性も示されており[15,16]，1年後，2年後のmRSに対するオッズ比が1.80，1.68と報告されている。

（3）時間に関するサブ解析

前述の5つのランダム化比較試験に関して，時間に関するサブ解析も報告されている[17]。90日後のmRSが改善する血栓回収療法のオッズ比は，発症から動脈穿刺までの時間が3，6，8時間で，それぞれ2.79，1.98，1.57であり，7時間18分以内では血栓回収療法が有効と示されている。また再開通までの時間が1時間遅れるごとに，90日後の予後良好群はオッズ比0.81の割合で減少すると考えられ，発症から再開通までの時間が9分，来院から再開通までの時間が4分遅れるごとに，100人に1人の患者の90日後のmRSが低下することが証明されている。

直接搬送症例と転送搬送症例の時間経過の比較もこの研究では行われており，直接搬送症例のほうが来院から穿刺までの時間は長いものの（116 分 vs. 81 分），発症から来院までの時間が短いため（65 分 vs. 207 分），発症から動脈穿刺（210 分 vs. 295 分）および再開通までの時間（251 分 vs. 345 分）は直接搬送症例で統計学的有意に短い傾向があった。

(4) ガイドライン

この結果をふまえて AHA/ASA のガイドラインでは[18]，2015 年からステントリトリーバーを使用した血管内治療が Class I recommendation として推奨されるようになった。ただし rt-PA 静注療法の適応患者には，たとえ血管内治療を考慮するとしても rt-PA 静注療法を行う必要があることは変更されていない。また血管内治療の適応に関しては，①術前の mRS が 0-1，②発症から 4.5 時間内に rt-PA 静注療法が施行されている，②内頸動脈から中大脳動脈近位部（M1 部）の閉塞，④年齢が 18 歳以上，⑤NIHSS 6 点以上，⑥ASPECTS 6 点以上，⑦発症から穿刺までが 6 時間以内，と記載されている。さらに日本脳卒中治療ガイドラインも 2017 年に追補版が発刊され[19]，rt-PA 静注療法に追加して，「発症から 6 時間以内に主にステントリトリーバーを用いた血管内治療（機械的血栓回収療法）を開始することが強く勧められる（グレード A）」，さらに「患者が来院した後，少しでも早く血管内治療（機械的血栓回収療法）を行うことが勧められる（グレード A）」と変更された[1]。

(5) Wake up stroke に対する血栓回収療法

2018 年には最終確認からの時間が 6 時間以上経過した症例に対しての血栓回収療法の適応についても報告がなされた。Dawn trial[20]は，最終確認後 6〜24 時間経過した内頸動脈から中大脳動脈近位部（M1 部）の閉塞患者のうち，RAPID というソフトを使用して MRI 拡散強調画像もしくは perfusion CT から梗塞範囲を測定し，①80 歳以上，NIHSS 10 点以上かつ infarct volume 21 cc 未満，②80 歳未満，NIHSS 10 点以上かつ infarct volume 31 cc 未満，③80 歳未満，NIHSS 20 以上かつ infarct volume 51 cc 未満，の症例を対象としている。すなわち高齢者で梗塞巣が大きい症例や，軽症で梗塞巣の大きい症例を除外した結果，血管内治療群は対照群と比べて 90 日後の mRS 0-2 が統計学的有意に多い結果であった（49% vs. 13%）。また DEFUSE（The Diffusion and Perfusion Imaging Evaluation for Understanding Stroke Evaluation）3 trial[21]では，最終確認後 6〜16 時間経過した内頸動脈から中大脳動脈近位部（M1 部）の閉塞例で，梗塞体積が 70 mℓ 未満かつ還流低下領域が梗塞体積の 1.8 倍以上ある症例を対象としている。この研究でもやはり血管内治療群の予後良好率（90 日後の mRS 0-2）は，対象群より有意に高い結果であった（45% vs. 17%）。この結果をふまえて 2018 年 1 月現在，すでに AHA/ASA ガイドラインでは[22]，最終確認から 6〜16 時間の血栓回収療法は class I エビデンス，16〜24 時間の症例は class II エビデンスに変更されている。

表V-5 SNIS 推奨時間

Action	SNIS ideal time
Door to physician	On arrival
Door to NCCT/CTA	On arrival
Door to stroke team	<10 min
Door to NCCT interpretation	<15 min
Door to CTA interpretation	<20 min (or 10 min after acquisition)
Door to IV tPA	<30 min
Door to CTP/MRI (optional)	<30 min
CSC Door to puncture	<60 min
CSC Door to recanalization	<90 min
PSC picture to CSC puncture	<90 min

NCCT：non-contrast CT scan
CSC：Comprehensive Stroke Center
PSC：Primary Stroke Center 〔文献23）より引用〕

表V-6 Target Stroke 11 best practice strategies

1. EMS Pre-Notification
2. Stroke Tools
3. Rapid Triage Protocol and Stroke Team Notification
4. Single Call Activation System
5. Transfer Directly to CT/MRI Scanner
6. Rapid Acquisition and Interpretation of Brain Imaging
7. Rapid Laboratory Testing (Including point of Care Testing if indicated)
8. Mix tPA Ahead of Time
9. Rapid Access and Administration of Intravenous tPA
10. Team-Based Approach
11. Rapid Data Feedback

〔文献24）より引用〕

(6) 院内体制

　急性期血栓回収療法の治療成績は再開通までの時間が大きく影響することが証明され，来院から再開通，とくに血管内治療開始までの時間をいかに短縮するかという工夫が各施設でされている。表V-5 は Society of NeuroInterventional Surgery (SNIS) が推奨する各所要時間であり[23]，来院から rt-PA 静注療法，血管内治療開始までの推奨時間はそれぞれ30，60分以内である。表V-6 は AHA/ASA が提唱する rt-PA 静注療法開始までの時間短縮に必要な治療戦略であり[24]，これは血栓回収

療法にも共通した戦略である。すなわち、搬送時に脳卒中を疑う症例であることを周知すること、脳卒中チームをシンプルな方法で早期に立ち上げること、迅速に画像検査や血液検査を行いrt-PA静注療法を開始することであり、チームとして時間短縮に取り組み、フィードバックを行うことが時間短縮に重要である。

　SNISが推奨する時間を目標に各所要時間を検討してみる。救急隊からの搬送連絡を受けて脳卒中を疑えば、到着直後に診察および画像検査を速やかに行う準備をしておく必要がある。来院から10分で脳卒中チームは診療を開始しなければならないため、脳卒中疑いの症例が搬送予定である時点で脳卒中チームへの連絡が必要である。また血液検査を短時間で行うためには、検査部とのシステム構築が重要であり、PT-INR、クレアチニン、血小板数は簡易キットを使うのも一つの方法である。door-to-needle time を30分以内にすることができれば、door-to-puncture time を60分以内に行うことは十分に可能である。ただしカテーテル室の確保が実際には容易でないことも考えられ、いろいろなパターンを想定しておく必要がある。また血栓回収療法に必要な機器、看護師の準備する物品などもセット化しておくことが望ましい。

(7) おわりに

　血栓回収療法は今後も増加していくと考えられる治療である。そのため患者来院時から再開通までを迅速に行うことが可能なシステムを構築することが必須であり、普段からのシミュレーションが重要である。また中大脳動脈遠位部（M2部）や後方循環閉塞などは、まだ明確なエビデンスが存在しないものの、血栓回収療法の有効性を示すデータも多く存在し、治療適応はさらに広がっていく可能性を秘めている。もっとも大切なことは、可能性がある時点で脳主幹動脈閉塞症を疑い、救急医が脳卒中医と連携して迅速に診療を行うことである。

MEMO 22　TICI (thrombolysis in cerebral infarction) 分類[25]

Grade 0：灌流なし
Grade 1：再開通は認めるが末梢灌流がほとんどないかゆっくり灌流
Grade 2：部分灌流
Grade 2A：血管支配領域の半分以下の灌流
Grade 2B：血管の半分以上の領域の灌流
Grade 3：末梢までの完全な灌流

コラム　心原性脳塞栓症に対する外科治療

　近年のステントリムーバーやpenumbra system®といった機械的血栓回収療法の進歩は著しく，脳塞栓症に対する救急医療は大きく姿を変えてきている。治療適応のある急性期脳塞栓症ではまずrt-PA静注療法を行い，治療効果が不十分であれば血管内治療（endovascular mechanical thrombectomy）の追加を考慮するのが標準的である。

　それでもなお，再開通が得られなかった場合や，これらの治療が施行できない状態であった場合は，第三の治療法として開頭血栓摘出術を行うこともある。

　開頭血栓摘出術の対象となるのは，中大脳動脈や内頚動脈，脳底動脈先端部など，速やかに開頭で到達できる血管閉塞に限定される。一般的に行われている前頭側頭開頭で手術を行い，皮膚切開から30分程の時間で再開通を得ることが可能である（図）。rt-PAは生体内で速やかに代謝されるため，rt-PA静注療法後であっても手術を行うことができる。直視下に閉塞部位の操作が行えるため，安全に，100％に近い再開通率が期待できる。母血管の動脈硬化が強い場合には浅側頭動脈を用いた血行再建へ移行することもある。

　開頭血栓摘出術のメリットとして，対象血管の末梢からアプローチするため，末梢側への血栓の迷入が起こりにくいことがあげられる。また，血管内治療では中枢側からのアプローチであるため末梢の塞栓は摘出は困難になり，開頭では逆に，末梢からアプローチになるため摘出が容易になる。

　開頭血栓摘出術自体は1950年代から散発的に報告されてきたものであるが，画像診断技術や手術技術の発展に伴い，治療成績も飛躍的に改善している。

　医師と救急外来や手術室，画像診断のスタッフとの連携が不可欠であり，血管内治療に比べ患者の負担も大きくなる。そのため，適応については議論があり，優先すべきはrt-PA静注療法と血管内治療である。

　より早く，より広い範囲の血流を，より安全に再開通させることが治療の目的である。血管の内側からカテーテルで治療して効果を得られなければ，血管の外側から開頭血栓摘出術による再開通も一つの選択肢となる。

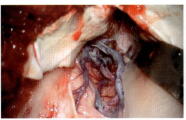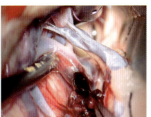

図　開頭血栓摘出術

2 脳出血

『脳卒中データバンク2015』[26)]によるわが国における脳卒中急性期入院95,844例の解析によると、脳出血は18.5％を占め、欧米諸国と比較して2～3倍高いことが特徴である。脳出血の82.4％は高血圧性脳出血であるが、その発症年齢平均値は2000年以前～2004年の66.4歳から2009年～2013年3月の69.2歳へと高齢化が進んでおり、人口の高齢化や抗血栓療法患者数の増加などが原因と考えられている。出血性脳卒中病型別の相対的頻度でも、高血圧性脳出血は増加傾向にあり、今後さらに増加することが予想される。本項では、脳出血の初期診療に必要な知識を、『脳卒中治療ガイドライン2015』[27)]を踏まえて解説する。

1）脳出血の診かた

（1）脳出血の初期評価

初期評価は脳卒中以外の重篤な疾患のそれと同様であり、まずは気道確保、呼吸状態、循環状態の評価を行い、安定化を図る必要がある。その後に神経学的評価を速やかに行うべきである。初療での神経診察は簡便かつ網羅的であるべきであり、NIH Stroke Scale（NIHSS）のような標準化されたスケールを用いることで脳卒中患者の同定、半定量的評価が容易となる[28)]。しばしば脳出血と脳梗塞の鑑別が困難である場合があるが、脳出血は、①発症時血圧≧180/110 mmHg、②発症時錯乱状態、③発症時嘔気または嘔吐、④抗血栓薬使用の既往、の4項目中全例が1つ以上を満たし、2つ以上を満たせば42％は脳出血であり、どの項目も満たさなければ脳出血の可能性はほぼ除外できるといわれている[29)]。一般的に、重度の意識障害、瞳孔不同、対光反射の消失、Cushing現象（血圧上昇＋徐脈）、異常肢位（除皮質硬直や除脳硬直）などは切迫脳ヘルニアの状態で多くみられ、緊急性が高いと認識する必要がある。

（2）脳出血の部位（図Ⅴ-8）

『脳卒中データバンク2015』[26)]によると、被殻出血が31.0％、視床出血が27.9％、皮質下出血が20.1％、脳幹出血が8.9％、小脳出血が8.2％、尾状核出血が1.3％、その他の部位が2.6％を占めている。50歳未満は50歳以上と比較して被殻出血が有意に多く（41.9％ vs. 28.2％）、視床出血が有意に少ない（11.7％ vs. 27.8％）。

（3）脳出血の原因

高血圧性脳出血が82.4％、脳動静脈奇形が2.1％、その他の脳出血が15.5％を占めている。50歳未満では脳動静脈奇形の割合が11.8％と多い。また、皮質下出血はそ

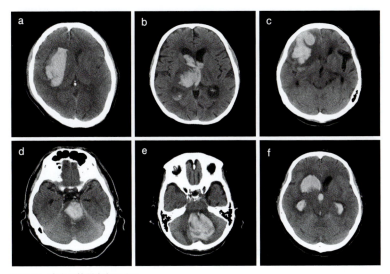

図V-8 高血圧性脳出血のCT
a：被殻出血，b：視床出血，c：皮質下出血，d：脳幹出血，e：小脳出血，f：尾状核出血

の他の部位の脳出血と比較してアミロイドアンギオパチーが原因であることが多いため，高血圧性脳出血の割合が有意に少ない（49.8% vs. 90.3%）。

(4) 脳出血の画像

　急性期治療は脳出血と脳梗塞で大きく異なるが，両者の鑑別は多くの場合非造影CTのみで可能であり，頭部単純CTはまず行うべき検査である。脳出血の場合，病変の多くは高吸収域として認めるが，高吸収域と低吸収域が混在している場合，止血が完了していない血腫の可能性があり注意を要する。脳出血発症後約6時間以内は血腫が増大する可能性が高く，保存的治療例ではこの時間帯にCTを再検することが望ましい。また，3D-CTAや造影CTは高血圧性以外の脳出血の原因検索に有用であるうえに，造影剤の血管外漏出像により血腫増大の危険性を評価することもできる。

(5) 血腫量の推定

　血腫を楕円球とみなし，CTを参考にして以下の算出式で推定する。
　「血腫量（mL）＝最大長径（cm）×直交する短径（cm）×高さ（cm）÷2」
　長径と短径は，血腫が一番大きいスライスを選択して測定する。高さは，「スライス厚×血腫を認めるスライス枚数」で求める。スライス厚は施設により撮影条件が

異なるので確認が必要である。

2) 脳出血の初期治療

(1) 急性期治療

　脳卒中急性期の症例は，脳卒中専門病棟である Stroke Care Unit で治療を行うことが強く勧められる。意識障害があれば，酸素投与や気道確保，人工呼吸管理を行う。誤嚥のリスクがあるので，口腔内吸引や義歯除去をすぐに行う。末梢静脈を確保し，病歴聴取と神経学的診察を速やかに行う。

　高血圧性脳出血は，血腫増大や再出血が転帰に大きく影響するため，血腫増大による神経症候悪化を止めることが重要である。重度の高血圧は血腫増大の原因となるため，カルシウム拮抗薬や硝酸薬を用いて降圧を行う。降圧目標に関しては，2013 年に発表された INTERACT2 試験において，発症 6 時間以内の脳出血急性期に収縮期血圧を 140 mmHg 未満に低下させた積極的血圧管理群は，180 mmHg 未満に低下させた標準的血圧管理群と比較して発症 3 カ月後の機能転帰が良好であったことが報告された[30]。また，わが国における SAMURAI-ICH 研究において，発症 3 時間以内の脳出血急性期における収縮期血圧 160 mmHg 以下への降圧の安全性と，そのサブ解析において収縮期血圧 135 mmHg 以下への降圧の有効性が示された[31]。これらの研究から，脳出血急性期の血圧は，可能な限り早期に収縮期血圧を 140 mmHg 未満に低下させることが推奨される。その際には，降圧薬の血管拡張作用による頭蓋内圧亢進や，急激な降圧による脳虚血に注意を払いながら投与する。

　各種止血薬（カルバゾクロム，トラネキサム酸）の使用も考慮してよい。高張グリセロールの投与は，頭蓋内圧亢進を伴う大きな脳出血に推奨される。止血が完了していない脳出血に対する投与は頭蓋内圧低下に伴う再出血が懸念され，注意が必要である。瞳孔不同を伴うような緊急時にはマンニトールも選択される。

(2) 上部消化管出血の管理

　高齢，重症などの危険因子をもつ脳出血例では，ストレス性の消化管出血（Cushing 潰瘍）の合併に注意し，抗潰瘍薬の予防的投与を考慮する。

(3) 深部静脈血栓症および肺塞栓症の予防

　脳出血急性期の患者で麻痺を伴う場合，間欠的空気圧迫法（フットポンプ）により深部静脈血栓症および肺血栓塞栓症を予防することが勧められる。

(4) その他

　高血糖や高体温は予後に相関するので，それぞれコントロールを行う。

3）痙攣の治療と予防

脳出血に合併する痙攣は大脳皮質を含む出血に多く，被殻出血や視床出血，テント下に限局する出血では少ない。

発病後2週間以内の早期痙攣は脳出血の7〜15％に起こり，その頻度は脳梗塞の約2倍である。痙攣が起こると，低酸素から不可逆的な障害が残存したり，意識レベル低下や痙攣後の麻痺（Toddの麻痺）などの神経学的所見の変化により，脳出血による本来の症状判定を困難にする可能性があるため，抗てんかん薬を投与することが望ましい。具体的には，ジアゼパムで痙攣を停止させ，ホスフェニトインやレベチラセタムを投与することが多い。発症2週間以降の遅発性痙攣の頻度は約3％であるが，高率に再発するため，抗てんかん薬の投与を積極的に考慮する。手術例以外では抗てんかん薬の予防的投与は勧められない。急性期に抗てんかん薬を予防投与した場合でも，痙攣を認めなければ漫然とした継続投与は避けるべきである。

4）高血圧性以外の脳出血（図V-9）

脳動脈瘤破裂，脳動静脈奇形，もやもや病，硬膜動静脈瘻，海綿状血管腫，静脈性血管腫，アミロイドアンギオパチー，脳腫瘍，出血性素因（抗血栓療法，血液透析，肝疾患，血液疾患，アンフェタミン内服），静脈洞血栓症などがあげられる。また，妊娠分娩は母体の生理的変化により脳出血の発症リスクが上昇すると考えられている。高血圧性以外の原因を疑う脳出血の特徴として，①高血圧の既往がない脳出血，②若年者の脳出血，③皮質下出血，④くも膜下出血を伴う脳内出血，などがあげられ，そのような症例に対しては，3D-CTAやMRI・MRA，脳血管撮影を考慮すべきである。以下，比較的高頻度に経験する抗血栓療法に伴う脳出血と慢性腎臓病患者における脳出血に関して述べる。

（1）抗血栓療法に伴う脳出血とその治療

わが国におけるBAT研究によれば，抗血栓薬内服中の頭蓋内出血の発症頻度は，抗血小板薬単剤，抗血小板薬2剤併用，ワルファリン単独，抗血小板薬とワルファリン併用のそれぞれにおいて，0.34％/年，0.60％/年，0.62％/年，0.96％/年である[32]。脳出血発症後は，原則的に抗血栓薬は中止し，ワルファリン投与中の脳出血に対してはビタミンKや新鮮凍結血漿（FFP），プロトロンビン複合体製剤（ケイセントラ®）の投与を考慮し，ダビガトラン（プラザキサ®）投与中の脳出血に対しては特異的中和剤であるイダルシズマブ（プリズバインド®）の投与を考慮する。手術に関しては，出血傾向の補正後に，機能転帰を考慮して慎重に適応を検討する。また，抗血栓療法再開の可否とタイミングに関しては，脳出血の再発および増大と血栓症ならびに塞栓症発症のリスクとベネフィットを考慮すべきであるが，一定の見解や基準はない。

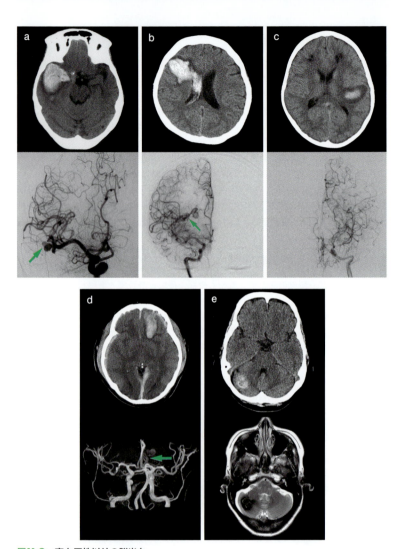

図V-9 高血圧性以外の脳出血
a:脳動脈瘤破裂,b:脳動静脈奇形,c:もやもや病,d:硬膜動脈瘻,e:海綿状血管腫

(2) 慢性腎臓病患者における脳出血とその治療

透析患者の脳出血発症率は 0.6〜1.0%/年であり，健常人の 5〜10 倍高い。非透析患者の脳出血と比較して血腫量は大きく，死亡率も 2 倍高い。脳出血後の透析は腹膜透析または持続的血液濾過透析が望ましい。中等量までの血腫量では，保存的治療を考慮する。血腫量が 30〜50 mℓ の被殻出血における定位脳手術などの適応は，非透析患者と同様に考えてよい。

5) 手術適応と手術方法 (図V-10)

脳出血の手術適応や手術時期に関しては，依然明確な指針はない。『脳卒中治療ガイドライン 2015』[27] における手術適応は，機能予後を考慮しているため，限られたものとなっている。実臨床では，生命予後を考慮し，救命目的でガイドラインの適応を拡大して行われることもある。以下，『脳卒中治療ガイドライン 2015』における推奨を列挙する。

①脳出血の部位に関係なく，血腫量 10 mℓ 未満の小出血または神経学的所見が軽度な症例は手術を行わないように勧められる。また，意識レベルが JCS Ⅲ-300 の症例に対する血腫除去は勧められない。

②被殻出血：神経学的所見が中等症，血腫量が 31 mℓ 以上でかつ血腫による圧迫所見が高度な被殻出血では手術の適応を考慮してもよい。とくに，JCS Ⅱ-20〜30 程度の意識障害を伴う場合は，定位的脳内血腫除去手術が勧められ，開頭血腫除去術を考慮してもよい。

③視床出血：急性期の治療としての血腫除去術は勧められない。血腫の脳室内穿破を伴う場合，脳室拡大の強いものには脳室ドレナージ術を考慮してもよい。

④皮質下出血：脳表からの深さが 1 cm 以下のものでは，とくに手術の適応を考慮してもよい。

⑤小脳出血：最大径が 3 cm 以上の小脳出血で神経学的症候が増悪している場合，または小脳出血が脳幹を圧迫し脳室閉塞による水頭症をきたしている場合には，手術を考慮する。

⑥脳幹出血：急性期の脳幹出血例に血腫除去は勧められない。脳幹出血のうち脳室内穿破が主体で，脳室拡大の強いものは，脳室ドレナージ術を考慮してもよい。

⑦成人の脳室内出血：脳血管の異常による可能性が高く，血管撮影などにて出血源を検索することが望ましい。急性水頭症が疑われるものは脳室ドレナージを考慮する。血腫除去を目的とする血栓溶解薬の投与を考慮してもよい。

⑧脳内出血あるいは脳室内出血の外科的治療に関しては，神経内視鏡手術あるいは定位的血腫除去術を考慮してもよい。

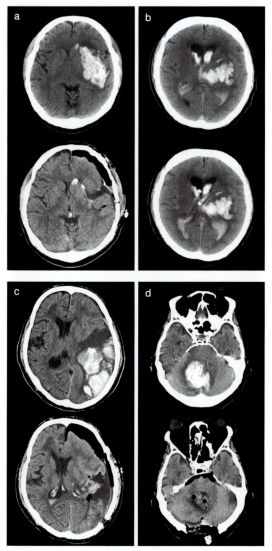

図V-10　手術方法（上段が術前，下段が術後）
a：被殻出血に対する開頭血腫除去術，b：視床出血に対する脳室ドレナージ術，c：皮質下出血に対する開頭血腫除去術，d：小脳出血に対する開頭血腫除去術

3 くも膜下出血

　くも膜下出血（subarachnoid hemorrhage；SAH）は，脳卒中全体の10％程で，その多くは脳動脈瘤の破裂による。SAH患者の男女比は3：7で女性に多く，発症年齢は男性で50歳代，女性で70歳代がピークである。入院時WFNS分類Ⅲ～Ⅴ（重症例）の割合は45％，退院時mRS 0～2（転帰良好）の割合は55％で，死亡率は23％程である。予後不良の因子として再出血（再破裂）と脳血管攣縮である。このように死亡率は決して低くないため，初期対応が重要になってくる。

　SAHの臨床経過は，発症早期からの再出血，発症4～14日に起こる脳血管攣縮，発症3週以降に起こる正常圧水頭症であり，入院中は厳重な管理が行われる（図Ⅴ-11）。

1）診　断

（1）臨床症状

①今までに経験したことがないような突然の激しい頭痛と嘔気・嘔吐が特徴的である（バットで後頭部を殴られたような，天井からコンクリートの塊が落ちてきたような，などと表現される）。
②意識状態は清明～昏睡までさまざまであるが，一過性の意識消失を伴うこともある。
③麻痺などの神経症状がないことが多いが，脳内血腫を伴う場合には麻痺や意識障害がある。
④項部硬直は発症直後にはみられないことが多いため，注意が必要である。

〈警告症状〉
　重篤な出血をきたす前に少量の出血による警告症状を呈することがある。この症状として，頭痛が多く，悪心・嘔吐，意識消失やめまいなどがある。複視，眼瞼下垂の症状がある場合，大きくなった動脈瘤が動眼神経を圧迫して動眼神経麻痺をきたしていることが考えられる。

（2）診　断

a）CT

　くも膜下腔の高吸収の検出に優れているため，SAHの診断には第一選択である。発症直後からの診断が可能であるが，時間経過とともにSAHの検出が低下するため，診断を困難にする。また，脳内血腫を主体とする場合などは脳出血との鑑別診断に注意を要する（図Ⅴ-12）。前述の警告症状の場合，CTで検出されないことが

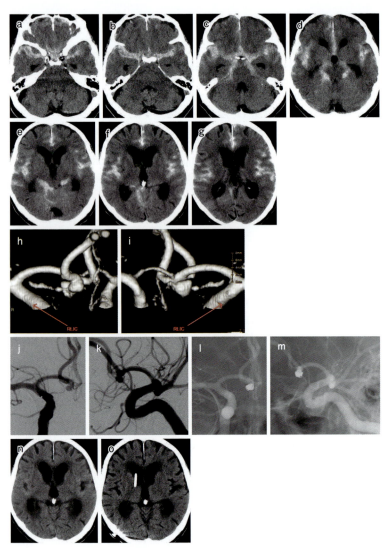

図V-11　86歳男性，前交通動脈瘤破裂

a〜g：発症時CTでは基底槽〜両シルビウス裂，大脳間裂にSAHがあり，軽度の急性水頭症を合併していた。h，i：3D-CTAでは前交通動脈にブレブを伴う動脈瘤が存在した。j〜m：コイルにて瘤内塞栓術を施行した。経過中に正常圧水頭症の症状（歩行障害，認知様症状，尿失禁）があり，発症32日目のCTで脳室拡大の所見にて脳室正常圧水頭症の診断で脳室-腹腔内シャント術が行われ，症状は消失した。n，o：術後のCTでは右側脳室後角より穿刺されたシャントチューブ先端は右側脳室前角部にあり，脳室拡大は改善していた

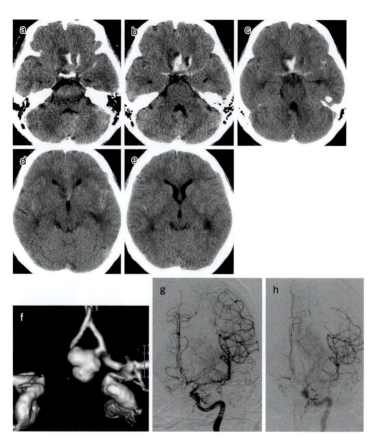

図V-12 41歳女性，前交通動脈瘤破裂
a〜e：発症時 CT では右直回に血腫を伴う SAH（大脳間裂と両シルビウス裂）。f：3D-CTA では動脈瘤が前交通動脈に存在した。同日に開頭にて動脈瘤ネッククリッピング術を施行した。g, h：術後2日目の脳血管撮影では動脈瘤の描出はなかったが，左中大脳動脈水平部に脳血管攣縮がみられ，術後7日目では同部位がさらに強い脳血管攣縮を起こしていた

あるため，腰椎穿刺（後述）が必要となる。SAH の分布によっては動脈瘤の部位が推測されることがあるが（図V-13），多くの場合は脳血管撮影を行わないと確定診断できない（図V-14）。SAH の分布には Fisher の分類が用いられ，脳血管攣縮の予測に役立っている（表V-7）[39]。
＊感覚的であるが，CT は正常を含め数多く見ることで，正常ではない症例に違和

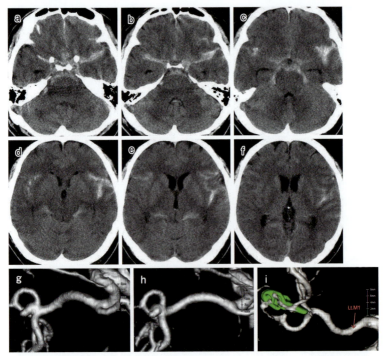

図V-13　56歳男性，左中大脳動脈瘤破裂
a～f：発症時 CT では基底槽～両側シルビウス裂に SAH があり，左側のシルビウス裂が右に比べ SAH が分布していた。軽度の急性水頭症を合併していた。3D-CTA では左中大脳動脈分岐部にブレブを伴う動脈瘤が存在した。同日に開頭にて動脈瘤ネッククリッピング術を施行した。g～h：術後の 3D-CTA で動脈瘤の描出はなかった

感をもつことができるようになる。このことは，見落としなどを少なくするかもしれない。

b）MRI/MRA

CT に比べ，急性期の診断率は劣るものの，撮像法（T2*強調画像や FLAIR 法）によっては診断が可能になってきている。同時に施行される MRA で動脈瘤が検出された場合は診断の一助になる。

c）腰椎穿刺

CT で診断されない警告症状の患者や発症から時間が経っている患者で，臨床上

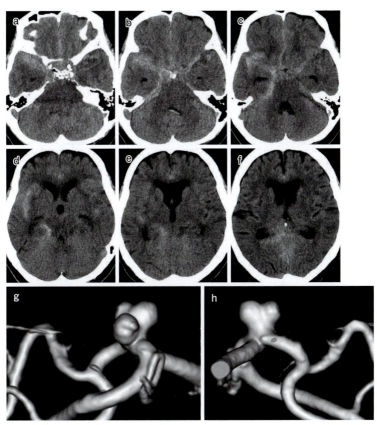

図V-14　74歳女性，前交通動脈瘤破裂
a〜f：発症時CTでは基底槽〜両シルビウス裂，大脳間裂にSAHがあり，左側のシルビウス裂が右に比べSAHが分布していた。軽度の急性水頭症を合併していた。g, h：3D-CTAでは前交通動脈に娘動脈瘤を伴ったブレブを伴う動脈瘤が存在した

表V-7　Fisher分類

Group 1	出血なし
Group 2	びまん性に1mm以内の薄い出血あり
Group 3	びまん性に1mm以上の厚い出血あり
Group 4	びまん性SAH，軽度で脳内あるいは脳室内の血腫を伴うもの

〔文献39）より引用・改変〕

SAHが疑われるような場合に行うべき手技である。キサントクロミーを確認することで診断される。

(3) 脳動脈瘤の診断

SAHと診断した場合，その原因として脳動脈瘤の有無を確認する必要がある。脳動脈瘤の検出には，脳血管撮影（digital subtraction angiography；DSA）が行われているが，3D-CTAでも空間分解能が向上し，DSAと同等の診断率があるため，第一選択になりつつある。また，超高磁場MRIによるMRAでも脳動脈瘤の検出が可能であるが，現時点では実験レベルであり，第一選択にはなり得ない。

a) 多発性脳動脈瘤

脳動脈瘤の20％を占める。破裂脳動脈瘤の診断には，CT所見と瘤の大きさや形状を参考に推測する。

b) 脳動脈解離

これまでは脳血管撮影による診断が確定診断であったが，高磁場MRIの普及により診断が可能になっている。pearl and string sign, double lumen, intimal flap, intramural hematoma, MRAとB-PAS（Basi-parallel anatomical scanning）像との乖離などが特徴的な所見である（図V-15）。

c) 原因不明

脳血管撮影での出血源同定率は60～80％とされているため，出血源が同定できなかった場合，繰り返しの脳血管撮影が必要である。また，中脳周囲脳動脈瘤性くも膜下出血（perimesencephalic nonaneurysmal subarachnoid hemorrhage；PNSAH）と呼ばれる中脳周囲に限局するSAHの場合，脳動脈瘤が同定されず，転帰良好の群がある。この場合も複数回，脳血管撮影を行う必要がある（図V-16, 17）。

(4) 重症度の判定

重症度は転帰に関連するだけではなく，治療方針の決定に重要である。重症度分類にはHunt and Hess分類（表V-8）[40]，Hunt and Kosnik分類（表V-9）[41]，WFNS分類（表V-10）[42]があり，手術適応決定に用いられている。

2) 急性期治療

(1) 初期治療

再出血の予防，頭蓋内圧の管理，全身状態の改善が目的であるが，このうち，再出血の予防がもっとも重要である。重症例では心肺蘇生などの必要な救急処置と呼

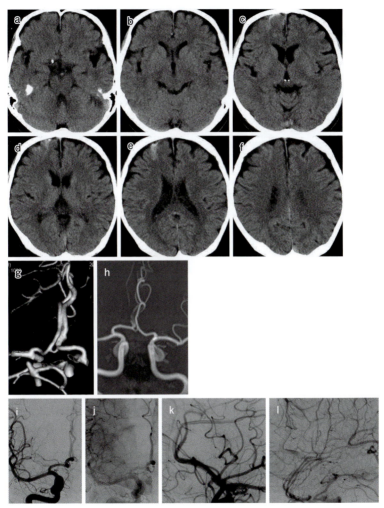

図V-15　47歳男性，右前大脳動脈解離

a〜f：発症時CTでは上前頭溝を中心としたSAH，3D-CTAでは右前大脳動脈が左に比べ，太く歪であった。g，h：MRAでも拡張し，信号が弱かった。i〜l：脳血管撮影では脳動脈瘤はなく，正面像で右前大脳動脈は正常な動脈相に比べ，毛細相前期から確認ができ，側面像で静脈相になっても血管壁の一部が描出されていた

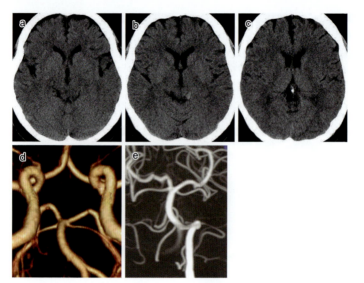

図V-16 60歳女性，原因不明
a〜c：発症時CTでは左四丘槽にほぼ限局するSAHであった。d, e：3D-CTAでは脳動脈瘤は指摘できず，脳血管撮影でも血管奇形を含めた異常血管や静脈性の異常，還流障害もなく，動脈瘤の指摘もできなかった

吸・循環の管理をまず行う。

a) 再出血の予防

再出血は発症24時間以内に多く，とくに6時間以内が多い。そのために，十分な鎮痛・鎮静，降圧を行うことが必要である。使用する薬剤などは施設間による。
①鎮痛・鎮静：鎮痛にはペンタゾシン，フェンタニルなど，鎮静にはジアゼパム，ミダゾラム，プロポフォールなどが用いられる。
②降圧：明確な降圧目標は確立されていないが，収縮期血圧120〜140 mmHg以下が望ましい。しかし，頭蓋内圧が上昇している重症例では急激な降圧により脳虚血を生じることがあるため，慎重に行う必要がある。降圧薬にはニカルジピン，ジルチアゼムなどが用いられる。

b) 頭蓋内圧の管理

脳循環の改善が重要であるため，頭蓋内圧が上昇している場合は高浸透圧利尿薬（マンニトールなど）を使用する。急性水頭症や脳内血腫を合併している場合は外科的治療が必要になることがある。

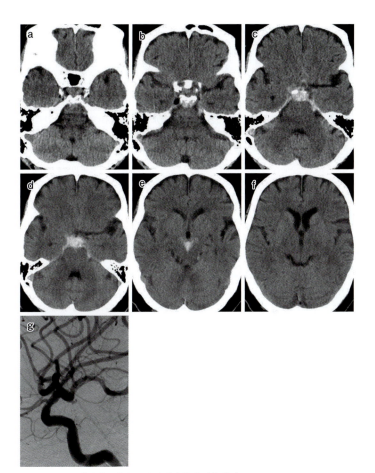

図V-17　71歳女性，右内頸動脈-後交通動脈瘤破裂
a〜f：発症時CTでは中脳周囲にほぼ限局するSAHであった。g：脳血管撮影ではブレブを伴う動脈瘤が右内頸動脈-後交通動脈に存在した

c）全身管理

　重症例では大量のカテコラミン放出で交感神経系緊張により心肺合併症を生じるため，全身管理が必要になる。心電図異常（QTc延長，ST-T変化など）はしばしばみられ，多くは自然に改善することが多いが，致死的心室不整脈も起こる場合があるので注意を要する。たこつぼ心筋症と呼ばれる左室機能低下が起こる場合もあ

表V-8 Hunt and Hess 分類

Grade Ⅰ	無症状か，最小限の頭痛および軽度の項部硬直をみる
Grade Ⅱ	中等度から強度の頭痛，項部硬直をみるが，脳神経麻痺以外の神経学的失調はみられない
Grade Ⅲ	傾眠状態，錯乱状態，または軽度の巣症状を示すもの
Grade Ⅳ	昏迷状態で，中等度から重篤な片麻痺があり，早期除脳硬直および自律神経障害を伴うこともある
Grade Ⅴ	深昏睡状態で除脳硬直を示し，瀕死の様相を示すもの

〔文献40)より引用・改変〕

表V-9 Hunt and Kosnik 分類

Grade 0	未破裂の動脈瘤
Grade Ⅰ	無症状か，最小限の頭痛および軽度の項部硬直をみる
Grade Ⅰa	急性の髄膜あるいは脳症状をみないが，固定した神経学的失調のあるもの
Grade Ⅱ	中等度から強度の頭痛，項部硬直をみるが，脳神経麻痺以外の神経学的失調はみられない
Grade Ⅲ	傾眠状態，錯乱状態，または軽度の巣症状を示すもの
Grade Ⅳ	昏迷状態で，中等度から重篤な片麻痺があり，早期除脳硬直および自律神経障害を伴うこともある
Grade Ⅴ	深昏睡状態で除脳硬直を示し，瀕死の様相を示すもの

〔文献41)より引用・改変〕

表V-10 WFNS 分類

Grade	GCS score	主要な局所神経症状（失語あるいは片麻痺）
Ⅰ	15	なし
Ⅱ	14〜13	なし
Ⅲ	14〜13	あり
Ⅳ	12〜7	有無は不問
Ⅴ	6〜3	有無は不問

〔文献42)より引用・改変〕

る。また，重症例では神経原性肺水腫を合併することがあり，しばしば人工呼吸器による呼吸管理は必要になる。

(2) 脳動脈瘤の治療

再出血の予防がきわめて重要になる。

a) 治療時期

原則的に72時間以内の早期に行われることが推奨される。搬入時にすでに72時間を過ぎている場合は，遅発性脳血管攣縮の時期が過ぎてからの処置が推奨される。ただし，この脳血管攣縮の時期であっても，手技的な面から開頭を要しない血管内治療（後述）が行われることがある。

b) 治療適応

原則，重症度により判断する。
① 重症でない例（Grade Ⅰ～Ⅲ）：年齢，全身合併症，治療の難度などの制約がない限り，早期（発症72時間以内）に再出血予防処置を行う。
② 比較的重症例（Grade Ⅳ）：患者の年齢，動脈瘤の部位などを考えて，再出血予防処置の適否を判断する。
③ 最重症例（Grade Ⅴ）：原則として急性期の再出血予防処置の適応は乏しいが，状態の改善がみられれば再出血予防処置を考慮する。
　② 比較的重症例と③ 最重症例で，意識障害の原因として脳内血腫や急性水頭症がある場合は，これらの処置と同時に再出血予防処置を行うことがある。

c) 治療法の選択

以下の2つの方法がある。治療方針は重症度，年齢，手術の難度などを検討し総合的に判断する。
① 開頭による外科的治療：専用のクリップを用いた動脈瘤ネッククリッピング術が一般的で，ネッククリッピングが困難な場合，動脈瘤トラッピング術やバイパスを併用しての親動脈近位閉塞術がある。これらも困難な場合は動脈瘤壁を補強する動脈瘤被包術（コーティング術，ラッピング術）が行なわれる（図Ⅴ-15）。
② 開頭を要しない血管内治療：コイルによる瘤内塞栓術が行なわれる。デバイスの進歩により，以前は瘤内塞栓術が困難であったネックが広い動脈瘤などでも，バルーンアシストやステント併用の補助手段によって適応範囲が広がっている。瘤内塞栓術が困難な場合はコイルや離脱式バルーンを用いた親動脈近位閉塞術を行うことがある（図Ⅴ-11）。

3) 一般病院から専門施設への搬送

SAHでは出血源の診断や急性期の治療に専門性が要求されるため，専門施設への搬送が必要になる。鎮痛・鎮静や血圧管理と再出血時の対応のため，医師の管理

付) 頭蓋内動脈解離の外科的治療：出血後24時間以内の早期手術が望ましく，治療には直達手術と血管内治療があり，症例ごとに検討する。

付) 脳室内出血のみの場合：主要血管の末梢に動脈瘤が形成されていることがあるため，脳血管撮影を行う必要がある（例：第4脳室内出血→後下小脳動脈末梢部動脈瘤）。

4 脳卒中と心疾患

1) 心臓が原因の脳梗塞（心原性脳塞栓症）

　脳梗塞はその発症機序によりアテローム血栓性，ラクナ梗塞，心原性脳塞栓症に分類される。心原性脳塞栓症は心臓内の血栓・塞栓子が血流に乗って脳血管を閉塞するもので，脳梗塞の20～30%を占める。大きな脳梗塞を発症し，重症で予後不良の場合が多い。

　原因となる基礎心疾患はさまざまであるが，左心房内に血栓が生じる心房細動や僧帽弁狭窄症，左心室内に血栓が生じる拡張型心筋症や心筋梗塞後心室瘤の頻度が高い。また，感染性心内膜炎による疣贅や左房粘液腫が塞栓子となり得る。通常は左心系に生じる栓子が原因となるが，まれに心房中隔欠損症や卵円孔開存により深部静脈や右心系の血栓塞栓子が欠損孔を通り抜け，心原性脳塞栓症を発症する場合（奇異性塞栓）もある。

　脳梗塞発症様式や画像診断で脳塞栓症が疑われる場合は，心電図のみでなく心臓超音波検査にて精査が必要である。実際，脳塞栓症発症を契機として左房粘液腫や心房中隔欠損症が発見された例を時折経験する（表V-11）。以前はリウマチ性心臓弁膜症が多かったが，現在は非弁膜症性心房細動（NVAF）が基礎疾患の多くを占め，NVAFにおける心原性脳塞栓症の発症率は年間3～7%と報告されている[43]。

　心原性脳塞栓症は再発率も高く，予防が重要である。その原因の多くは心房の血

表V-11　心原性脳塞栓症の基礎疾患

左心系由来	**非弁膜症性心房細動（NVAF）**，心臓弁膜症（とくに僧帽弁狭窄症），人工弁置換，**急性心筋梗塞**，心室瘤，僧帽弁逸脱症，僧帽弁輪石灰化，**拡張型心筋症**，肥大型心筋症（とくに心房細動を合併した場合），洞不全症候群（SSS），感染性心内膜炎，粘液腫，心房中隔瘤
右心系由来 （奇異性塞栓症）	心房中隔欠損症，卵円孔開存，肺動静脈瘻
その他	大動脈粥腫性病変（アテローム），大動脈瘤，心臓カテーテル手技

太字は頻度の高い疾患

表V-12 CHADS₂ スコア

	危険因子		スコア
C	Congestive heart failure/LV dysfunction	心不全，左室機能不全	1
H	Hypertension	高血圧	1
A	Age≧75y	75歳以上	1
D	Diabetes mellitus	糖尿病	1
S₂	Stroke/TIA	脳梗塞，TIAの既往	2
	合計		0〜6

TIA：一過性脳虚血発作

流うっ滞による血栓形成であるため，抗凝固薬による抗血栓療法が行われる。NVAFによる脳卒中発症リスクはCHADS₂ スコアにより層別化される。CHADS₂ とは脳梗塞発症に関連する5つの危険因子［**C**ongestive heart failure/LV dysfunction（心不全，左室機能不全），**H**ypertension（高血圧症），**A**ge（年齢75歳以上），**D**iabetes mellitus（糖尿病），**S**troke/TIA（脳梗塞，一過性脳虚血発作の既往）］の頭文字である（**表V-12**）。

CHADS₂ スコア2点以上の場合，DOAC（直接作用型経口抗凝固薬）あるいはワルファリンによる抗凝固療法が強く推奨されている[44]。CHADS₂ スコア1点の症例ではDOACによる抗凝固療法が推奨される。ワルファリン投与による脳梗塞予防効果は出血性合併症発症率を十分に上回ることが明らかでないため，CHADS₂ スコア1点の症例ではワルファリン療法は「考慮可」にとどまる。CHADS₂ スコアは0点であっても，血管疾患，心筋症を合併している場合や65歳以上では抗凝固療法を考慮する（**図V-18**）。

2）脳卒中と心電図異常

脳血管障害で搬送されてきた患者の心電図をとると，心房細動や心室性期外収縮といった不整脈のみでなく，一見すると虚血性心疾患を疑うような心電図変化を認める場合がある。

≫ 症例：72歳，女性

農作業に出かけた後，畑で倒れているのを発見された。救急隊到着時はCPAで，初期心電図モニターはasystoleであった。当院搬送後，気管挿管を行い，アドレナリンを使用した後心拍が再開した。心拍再開後の心電図（**図V-19**）は心房細動で側壁誘導（Ⅰ，aVL，V6）のST上昇と下壁・前胸壁誘導（Ⅱ，Ⅲ，aVF，V1〜4）のST低下を認め，心停止の原因として急性心筋梗塞が疑われた。血圧が何とか維持できたため心臓カテーテル検査を依頼し，カテ室の準備を待つ間に頭部CT検査を

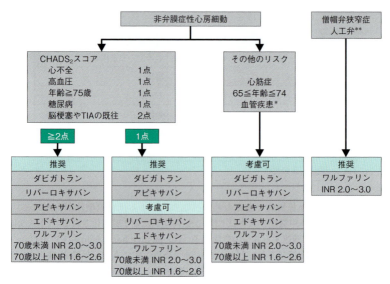

図V-18　心房細動における抗血栓療法
同等レベルの適応がある場合，新規経口抗凝固薬がワルファリンよりも望ましい
　＊血管疾患とは心筋梗塞の既往，大動脈プラーク，および末梢動脈疾患などをさす
　＊＊人工弁は機械弁，生体弁をともに含む

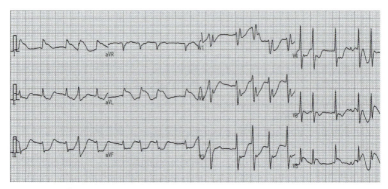

図V-19　心拍再開後の心電図

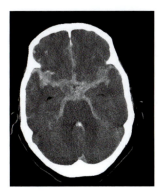

図V-20　頭部CT

行ったところ, 実はくも膜下出血であった (図V-20)。

脳血管障害に伴う心電図変化はさまざまであるが, 深い陰性T波, QT時間延長, U波増高といった変化をよく認める。脳血管障害に限らず, 頭部外傷や脳腫瘍, てんかん発作などの中枢神経性疾患でも報告があるが, くも膜下出血で認められる場合が圧倒的に多い。またそのほとんどが意識障害を伴う重症例である。

近年, 外的・内的ストレスを契機に発症し, 心尖部の無収縮と心基部の過収縮を特徴とし, 一見"たこつぼ(蛸壺)"に類似した心収縮異常を呈するたこつぼ心筋症が報告されている[45]。症状や心電図変化からは急性冠症候群を疑うが, 冠動脈造影でも異常がみられず, 交感神経より過剰に放出されるカテコラミンによる心筋障害と冠動脈攣縮による心筋虚血が原因と考えられている。

くも膜下出血でしばしば本症例のようなST上昇やQT時間延長を伴う巨大陰性T波を経験するが, そのような症例ではたこつぼ心筋症を合併している可能性がある。経過観察でよい場合が多いが, 急性左心不全(肺水腫)を合併する場合もあり, 心機能障害の程度に応じて治療を行う必要がある。たこつぼ心筋症の心収縮異常はほとんどの症例で数週間から1カ月以内に正常化することが多いのも特徴である。救急医療の現場では, 虚血性心疾患を疑う心電図異常でも脳血管障害である可能性を忘れないようにしたい。

文献

1) 日本脳卒中学会脳卒中ガイドライン委員会編:脳卒中治療ガイドライン 2015;追補 2017 対応. 協和企画, 東京, 2017.
2) 日本蘇生協議会監:JRC 蘇生ガイドライン 2015. 医学書院, 東京, 2016.
3) 永山正雄, 濱田潤一, 三宅康史編:神経救急・集中治療ハンドブック, 第2版. 医学書院, 東京, 2017.

4) 日本脳卒中学会医療向上・社会保険委員会 rt-PA（アルテプラーゼ）静注療法指針改訂部会：rt-PA（アルテプラーゼ）静注療法適正治療指針，第二版．2016 年一部改訂．

5) 峰松一夫，飯原弘二，小笠原邦昭，他：経皮経管的脳血栓回収用機器 適正使用指針，第 2 版．脳卒中 37：259-279, 2015.

6) Paul NLM, Simoni M, Rothwell PM, and for the Oxford Vascular Study：Transient isolated brainstem symptoms preceding posterior circulation stroke：a population-based study. Lancet Neurol 12：65-71, 2013.

7) Ad hoc Committee（NIH, NINDS）：Classification of cerebrovascular diseases Ⅲ. Stroke 21：637-676, 1990.

8) Johnston SC, Rothwell PM, Nguyen-Huynh MN, et al：Validation and refinement of scores to predict very early stroke risk after transient ischaemic attack. Lancet 369：283-292, 2007.

9) Berkhermer OA, Berkhemer OA, Fransen PS, et al：A Randomized Trial of Intraarterial Treatment for Acute Ischemic Stroke. N Engl J Med 372：11-20, 2015.

10) Campbell BC, Mitchell PJ, Kleinig TJ, et al：Endovascular Therapy for Ischemic Stroke with Perfusion-Imaging Selection. N Engl J Med 372：1009-1018, 2015.

11) Goyal M, Demchuk AM, Menon BK, et al：Randomized Assessment of Rapid Endovascular Treatment of Ischemic Stroke. N Engl J Med 372：1019-1030, 2015.

12) Saver JL, Goyal M, Bonafe A, et al：Stent-Retriever Thrombectomy after Intravenous t-PA vs. t-PA Alone in Stroke. N Engl J Med 372：2285-2295, 2015.

13) Jovin TG, Chamorro A, Cobo E, et al：Thrombectomy within 8 Hours after Symptom Onset in Ischemic Stroke. N Engl J Med 372：2296-2306, 2015.

14) Goyal M, Menon BK, van Zwam WH, et al：Endovascular thrombectomy after large-vessel ischaemic stroke：a meta-analysis of individual patient data from five randomized trials. Lancet 387：1723-1731, 2016.

15) Dávalos A, Cobo E, Molina CA, et al：Safety and efficacy of thrombectomy in acute ischaemic stroke（REVASCAT）：1-year follow-up of a randomized open-label trial. Lancet Neurol 16：369-376, 2017.

16) van den Berg LA, Dijkgraaf MG, Berkhemer OA, et al：Two-Year Outcome after Endovascular Treatment for Acute Ischemic Stroke. N Engl J Med 376：1341-1349, 2017.

17) Saver JL, Goyal M, van der Lugt A, et al：Time to Treatment With Endovascular Thrombectomy and Outcomes From Ischemic Stroke：A Meta-analysis. JAMA 316：1279-1288, 2016.

18) Powers WJ, Derdeyn CP, Biller J, et al：2015 American Heart Association/American Stroke Association Focused Update of the 2013 Guidelines for the Early Management of Patients With Acute Ischemic Stroke Regarding Endovascular Treatment：A Guideline for Healthcare Professionals From the American Heart Assocation/American Stroke Association. Stroke 46：3020-3035, 2015.

19) 日本脳卒中学会脳卒中ガイドライン委員会：脳卒中治療ガイドライン 2015；追補 2017．協和企画，東京，2017，pp70-72

20) Nogueira RG, Jadhav AP, Haussen DC, et al：Thrombectomy 6 to 24 Hours after Stroke with a Mismatch between Deficit and Infarct. N Engl J Med 378：11-21, 2018.

21) Albers GW, Marks MP, Kemp S, et al：Thrombectomy for Stroke at 6 to 16 Hours with Selection by Perfusion Imaging. N Engl J Med［Epub ahead of print］, 2018.

22) Powers WJ, Rabinstein AA, Ackerson T, et al：2018 Guidelines for the Early Management of Patients With Acute Ischemic Stroke：A Guideline for Healthcare Professionals From the American Heart Association/American Stroke Association. Stroke［Epub ahead of print］, 2018.
23) McTaggart RA, Ansari SA, Goyal M, et al：Initial hospital management of patients with emergent large vessel occlusion（ELVO）：report of the standards and guidelines committee of the Society of NeuroInterventional Surgery. J Neurinterv Surg 9：316-323, 2017.
24) Fonarow GC, Smith EE, Saver JL, et al：Improving door-to-needle times in acute ischemic stroke：the design and rationale for the American Heart Association/American Stroke Association's Target：Stroke initiative. Stroke 42：2983-2989, 2011.
25) Higashida RT, Furlan AJ, Roberts H, et al；Technology Assessment Committee of the American Society of Interventional and Therapeutic Neuroradiology, Technology Assessment Committee of the Society of Interventional Radiology：Trial design and reporting standards for intra-arterial cerebral thrombolysis for acute ischemic stroke. Stroke 34：e109-e137, 2003.
26) 小林祥泰編：脳卒中データバンク 2015. 中山書店，東京，2015, pp130-151.
27) 日本脳卒中学会脳卒中ガイドライン委員会編：脳出血. 脳卒中治療ガイドライン 2015. 協和企画，東京，2015, pp138-180.
28) 日本蘇生協議会監：脳神経蘇生. JRC 蘇生ガイドライン 2015. 医学書院，東京，2016, pp345-361.
29) Lovelock CE, Redgrave JN, Briley D, et al：The SCAN rule：a clinical rule to reduce CT misdiagnosis of intracerebral haemorrhage in minor stroke. J Neurol Neurosurg Psychiatry 81：271-275, 2010.
30) Anderson CS, Heeley E, Huang Y, et al：Rapid blood-pressure lowering in patients with acute intracerebral hemorrhage. N Engl J Med 368：2355-2365, 2013.
31) Koga M, Toyoda K, Yamagami H, et al：Systolic blood pressure lowering to 160 mmHg or less using nicardipine in acute intracerebral hemorrhage：A prospective, multicenter, observational study（the Stroke Acute Management with Urgent Risk-factor Assessment and Improvement-Intracerebral Hemorrhage study）. J Hypertens 30：2357-2364, 2012.
32) Toyoda K, Yasaka M, Iwade K, et al：Dual antithrombotic therapy increases severe bleeding events in patients with stroke and cardiovascular disease：a prospective, multicenter, observational study. Stroke 39：1740-1745, 2008.
33) 小林祥泰：脳卒中データバンク 2015. 中山書店，東京，2015, pp18-19.
34) 小林祥泰：脳卒中データバンク 2015. 中山書店，東京，2015, pp154-174.
35) 吉峰俊樹：科学的根拠に基づくくも膜下出血診療ガイドライン，第2版．にゅーろん社，東京，2008.
36) 日本脳卒中学会脳卒中ガイドライン委員会：脳卒中治療ガイドライン 2015. 協和企画，東京，2015, pp182-208.
37) 日本蘇生協議会：JRC 蘇生ガイドライン 2015. 医学書院，東京，2015, pp361-363.
38) 太田富雄，松谷雅生：脳神経外科学，改訂10版．金芳堂，京都，2008, pp449-701.
39) Fisher CM, Kistler JP, Davis JM：Relation of cerebral vasospasm to subarachnoid hemorrhage visualized by computerized tomographic scanning. Neurosurgery 6：1-9, 1980.

40) Hunt WE, Hess RM：Surgical risk as related to time of intervention in the repair of intracranial aneurysms. J Neurosurg 28：14-20, 1968.
41) Hunt WE, Kosnik EJ：Timing and perioperative care in intracranial aneurysm surgery. Clin Neurosurg 21：79-89, 1974.
42) Report of World Federation of Neurological Surgeons Committee on a Universal Subarachnoid Hemorrhage Grading Scale. J Neurosurg 68：985-986, 1988.
43) 西村敬史：心房細動と塞栓症；メガトライアルから学ぶ．矢崎義雄，他編，別冊・医学のあゆみ，循環器疾患 state of arts ver.2，医歯薬出版，東京，2001，pp384-387.
44) 日本循環器学会，日本心臓病学会，日本心電学会，日本不整脈学会合同研究班：心房細動治療（薬物）ガイドライン（2013年改訂版）．2014.
45) 佐藤光：多枝 spasms により特異な左室造影「ツボ型」を示した stunned myocardium．児玉和久，他編，臨床からみた心筋細胞障害；虚血から心不全まで．科学評論社，東京，1990，pp56-64.

VI

ISLS と看護実践

ISLS と看護実践

1 ISLS と看護

　脳卒中は，わが国における死亡原因として，悪性新生物，心疾患，肺炎に次いで4位[1]であり，介護が必要となった主な原因[2]の第1位にあがる。

　頭蓋内の異常は全身状態に影響し，急性期の対応が予後を左右することから，適切な観察とケアが必要となる。急性期にはとくに生命維持に向けた処置や援助が必要となり，的確な緊急度判定と異常の早期発見のための観察力が看護師に求められる。また，突然の発症，後遺症を残すなど，患者本人や家族の心理的動揺は大きいため，コミュニケーションによる精神的な援助が必要となる。

【看護のポイント】

(1) 異常の早期発見

　急性期にはバイタルサイン，意識レベル，瞳孔・対光反射の観察，麻痺や失語などの神経学的所見を経時的に観察する。また，治療に伴う合併症を把握し，これらの早期発見に努め早期治療につなげる。鎮痛・鎮静薬投与後は，正確な意識レベルの把握が難しくなるので全身状態を注意深く観察する。脳ヘルニアに至っていない場合は，徴候の早期発見に努める。脳循環の改善のために体位を挙上するなどして，頭蓋内圧亢進を助長する因子の除去，頭痛・嘔吐の有無，意識レベルの評価など症状の経時的な観察を行う。

(2) 安全の確保

　急激な身体の変化や意識レベルの変調によって，転倒・転落，危険行為などを起こす患者もいるため，患者の変化に注意が必要となる。

(3) 多職種連携

　患者本人や患者家族，医療チームとの円滑なコミュニケーションをとることが，患者の不安や苦痛を軽減させるためにも重要である。治療の流れを理解し，検査をスムーズに行えるよう準備をしたり，その間に患者への声かけを行いわかりやすく説明をすることで，不安を和らげる一助となる。

　脳卒中は在宅でも入院中でも発症する疾患である。脳神経系は，必要な知識が多

く看護業務も忙しいイメージがあり，苦手とする看護師も多いが，学ぶことの多い分野である。

ISLS では，標準的治療の流れを学ぶだけではなく，必要な観察や評価法をグループワークによるシミュレーションで学ぶことができる。受講者が医師・看護師・救急救命士・リハビリテーションスタッフなど多職種にわたることから，それぞれの専門分野からのディスカッションでの学びや職種の役割などを改めて明確にすることができる。

さまざまな領域で働く看護師が受講し，自身の看護に活かして欲しい。

2 救命救急センターにおける ISLS

脳卒中が疑われる患者に対し，看護師は救急隊からの情報をもとに，病態を予測し受け入れ準備を行う。患者入室後は ISLS のアルゴリズムを活用し処置やケアを迅速に行い，専門的治療へつなげていかなければならない。後遺症を最小限にとどめ，患者にとって最良の結果をもたらすことができるように看護師も正しい知識をもち，共通した評価，継続したケアを行うことが必須であり，その役割は大きい。

1）事前準備

救急隊からの情報をもとに緊急度・重症度を判断し，患者情報の共有，必要物品の準備を行う。物品は蘇生に必要な A（気道），B（呼吸），C（循環），D（中枢神経），E（体温）の順に準備し（表Ⅵ-1），緊急処置が行えるように準備する。

とくに発症から 4.5 時間以内であれば rt-PA 静注療法の適応の可能性があるため，迅速な対応が必要となる。対応する人員を確保し，スタッフ間で役割を決めておくことも重要であり，同時に専門的治療が迅速に行われるように関連する部門に連絡し連携を図る（表Ⅵ-2）。

表Ⅵ-1 準備する物品

	物　　　品
A：気　道	吸引，気管挿管物品，エアウエイ〔口咽頭（経口）・鼻咽頭（経鼻）〕
B：呼　吸	酸素投与物品（酸素マスク，酸素カニューレ） バック・バルブ・マスク，人工呼吸器
C：循　環	モニター，末梢静脈ルート，輸液，薬剤
D：中枢神経	瞳孔径，ペンライト
E：体　温	体温計，はさみ，毛布

表VI-2　救命救急センターにかかわる多職種

医師，看護師（救命救急センター・一般病棟・手術室），救急隊員，医療事務，診療放射線技師，臨床検査技師，薬剤師，臨床工学技士，医療ソーシャルワーカー，家族

2) ケア

　患者入室後，まずABCを迅速に評価し蘇生が必要かを判断し，必要時，気道・呼吸（A・B），循環（C）の安定化を図るための処置（BLS/ACLS，気管挿管，輸液など）を行う。ABCの安定化後，D（中枢神経），E（体温）を評価する。

　看護師はバイタルサインの測定や神経学的評価（意識レベル，瞳孔所見，四肢麻痺）を継時的に行い情報共有する。神経学的評価は客観的評価としてスケールを使用する。例えば，意識レベルではJCS・GCS・ECSなど，四肢麻痺ではMMT（徒手筋力テスト），NHISS（NIH Stroke Scale）などで共通認識が必要となる。

3) 家族看護

　突然の発症，生命の危機や後遺症に対する不安により家族の動揺は大きい。初療では治療が最優先されがちだが，患者の観察・処置の継続とともに家族への支援も重要になってくる。看護師は，家族の表情・態度・言動を評価し対応することが必要である。

【対応のポイント】

①自己紹介（視線を合わせ，落ち着いた態度で接する）
②急な発症に対する驚き・不安への配慮とねぎらいの言葉をかける
③キーパーソン，家族の協力体制の確認
④家族の健康状態，身体症状の有無（疲労感・顔色など）の確認
⑤状況の簡単な説明，今後の見通しの説明
⑥患者の現状況に関係した情報収集
⑦家族が動揺している場合，落ち着くまで付き添い，共感的態度で接する
⑧家族の待機する場所の確保，施設内の簡単な説明
⑨病状や治療に対する理解度の確認，理解不足や誤解がある場合は再度医師へ説明の依頼
⑩処置が落ちついた時点で患者の面会の機会を作る

　ISLSを実践しているなかで，医師は処置や検査に集中していることが多く，看護師はバイタルサイン，意識レベル，瞳孔所見，麻痺の進行などを常に観察し状態変化を見逃してはならない。また，異常の発見時は速やかに医師に報告し，対応を予測して準備を行う必要がある。そのため，共通認識としてフィジカルアセスメント

やスケールを用いた評価では、評価者の個人差がないように日頃から統一した評価ができるよう教育・訓練していくことが必要である。

3 ISLS と ICU

はじめに

脳卒中の院内発生率は1%前後といわれており、これがICUに入室する重篤な状態の患者となればさらに発生率は上昇する。とくに心臓大血管術後に至っては術後の脳卒中発症頻度は2〜5%と依然高い。脳卒中や術後早期の脳障害はICU滞在期間を長くし、死亡率の増加をきたすためその重要性は認識されている。ICU入室中の患者に脳卒中が発症したとき、早期発見し早期治療につなげることは看護師の観察能力にかかっているといっても過言ではない。

1) 意識レベルの評価

(1) ICU で意識レベルの評価を困難にしている要因

a) 薬剤の影響

ICUでは大手術術後に麻酔が未覚醒のまま入室し、人工呼吸器で管理することがある。術直後の精神神経の異常は麻酔薬や手術の侵襲の影響が強くあり、麻酔から覚醒途中なのか精神神経系の意識レベル低下なのか判断に迷うことが多い。また、人工呼吸管理中や不穏状態にある患者には持続的に鎮静剤を使用することがあり、意識レベルの観察を困難にさせている。ICUでの鎮静はRASS (Richmond Agitation-Sedation Scale) などの鎮静スケールを用い、適切な鎮静レベルを保つことが重要である。

b) せん妄との鑑別

ICU入室患者にせん妄を発症することがしばしばみられる。とくに高齢者は環境の変化や疾患のストレスなどで容易にせん妄を引き起こす。せん妄の症状としては見当識障害や注意力の欠如（指示に従えない）、低活動性のせん妄にみられる傾眠などがあり、脳器質性疾患に伴う意識障害と鑑別がつきにくいことがある。せん妄の原因となる脳器質性疾患のなかに脳血管障害が存在することを認識し、せん妄による一過性の症状であると軽視することなく観察を行うべきである。

c) 原疾患からくる意識障害

　ICU での治療対象疾患は多岐にわたるが、その原疾患に意識障害を伴うものもある（「脳卒中の鑑別診断」, p.47 参照）。意識障害がこれらの疾患によるものか脳器質性疾患に伴うものなのかを見極める観察力・判断力も求められる。

（2）意識レベル評価のトレーニング

　前述したように ICU での意識レベルの評価は複雑性を増しており、時に困難な事例に遭遇する。筆者らの施設で ICU 看護師に意識レベル評価を正確に評価できるかのアンケート調査をしたところ、ほとんどができないと回答した。その理由として、自分が評価している内容が正解なのかわからないことがあげられた。患者観察を行ううえで個々のやり方で意識レベルの評価をしているが、自身の観察方法や評価を他者に検証してもらう機会は少ない。これが意識レベルの評価に自信がもてない要因と考える。さまざまな意識障害症例を模擬患者で提示し複数人で観察・評価を行うトレーニングをすることが、観察能力を養ううえで有用である。

2）脳卒中を早期発見し早期治療につなげるために

　ICU で患者管理をしっかり行い、脳卒中などの合併症の発症を最小限にすることが重要であるが、前述したようにそれなりの頻度で発生しているのが現実である。また発生してしまった脳卒中を早期に発見し早期治療につなげるために、より高い観察力が求められる。急激な意識レベルの低下が起これば誰しもが緊急にドクターコールする。しかし、「少し意識レベルが変だな」と感じる程度であれば、経過観察するか迷うところである。このような場合に病院前脳卒中スケール（「CPSS と KPSS」, p.222 参照）を使用して脳卒中の徴候がないかを観察することをお勧めする。病院前脳卒中スケールは主に救急隊が活用しているが、「顔面のゆがみ・上肢の麻痺・言語障害」のいずれか一つでも当てはまれば 72％の確率で脳卒中と判断できる。看護師でも容易に用いることのできるスケールであり、たとえ意識障害の程度が軽くても CPSS 陽性としてドクターコールする基準になる。脳卒中と診断されたら ISLS のアルゴリズムに従い、検査や治療がスムーズに行われるように介助を行う。

3）急性脳卒中患者の受け入れ

　SCU などの脳卒中専用のユニットがない施設では ICU で急性脳卒中患者を受け入れることもある。救急部などで神経蘇生のユニバーサルアルゴリズムに沿って検査や診断が行われた状態での入室となることがほとんどであろう。ICU においては根本治療（手術・rt-PA 静注療法・低体温療法）や専門治療の開始からのケアが求

められる。呼吸・循環管理はもちろんのこと経時的な意識レベルの評価を行うことやNIHSSによる神経学的重症度の測定に対する理解も必要である。

まとめ

ICUにおけるISLSはERなどのような初療・診断という流れのなかにはない。しかし意識障害，脳卒中スケール，呼吸・循環管理，症例検討といった各セクションの到達目標は，脳卒中患者に限らずICUにおける重症患者の観察能力の向上や患者ケアに有用である。ICUの看護師教育にもぜひ取り入れて，意識レベルの評価や脳神経学的評価に精通したエキスパートなICU看護師を目指していただきたい。

4 ISLSと地域包括ケア

地域包括ケアが創設された背景として，高齢者増加，人口縮小，医療保険の崩壊危機，脳疾患は大きな影響を与えている。すなわち，脳神経蘇生が病院などのERを中心とした成果が期待された時代から，地域まで含む範囲での成果を期待される時代になった。

ISLSの学習システムは，すでに一定の効果を確認できており，有用な教材であることが証明されている。この教材を，地域包括ケアが抱える課題解決に活用するべきである。ERだけではなく神経蘇生としての限界を打破し，わが国の保健医療体制の課題に積極的にかかわる手段として，ISLS教材を地域包括ケアのなかで活用すべき時代に入った。

1）ISLSの地域包括ケアにおける意義

どのような学習課題を，どのような学習環境において，どのような学習対象者に向けてISLSの活用方法を構築するべきであろうか。ISLSは神経蘇生の標準的な診察または観察の知識と技術の学習を提供するものである。この特性は，神経疾患を扱う医師だけではなく，それを専門としない医療者でも神経障害への迅速な初期対応を可能にすることである。神経蘇生は時間との闘いであり，一分一秒でも早く対応を開始することが蘇生率，治療予後の成果を改善することから，異常の早期発見が最優先課題となる。この対応をするのは，患者自身そしてその家族となる。この患者と家族が神経蘇生につながる異常を早期発見し，それに続く医療システムに速やかに引き継ぐことが求められる。

地域には健康者と共に疾病をもち治療を継続する者，障害と共に暮らす者，そしてそれを支える家族がいる。地域包括ケアが目指すものは，疾病や障害をもちつつも地域で暮らし続けることである。そのため，神経障害を含む身体機能の異常の初

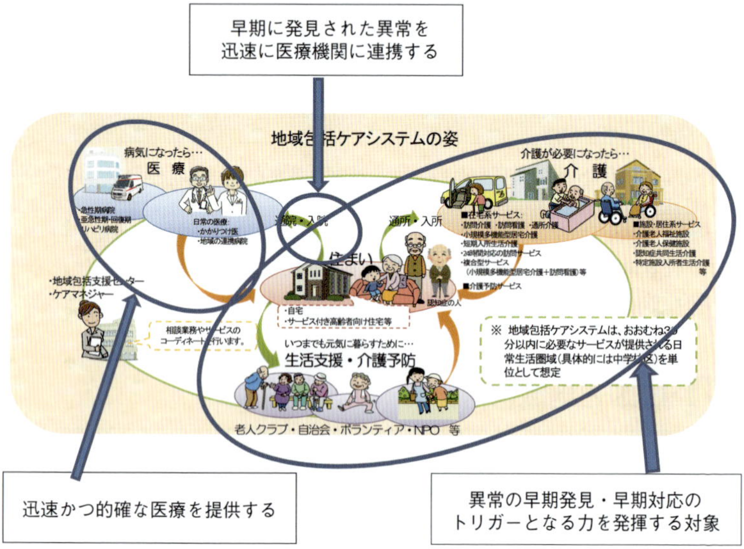

早期に発見された異常を
迅速に医療機関に連携する

迅速かつ的確な医療を提供する

異常の早期発見・早期対応の
トリガーとなる力を発揮する対象

図Ⅵ-1　地域包括ケアにおいて，異常の早期発見・対応への役割

〔文献6）より引用・改変〕

期対応として，異常を早期に発見することが地域すなわちすべての人々に期待される（図Ⅵ-1）。

　機器で測定できるバイタルサインは患者の身体データを正確に表わすことができる。一方，状態を目で見て観察をすることは難度が上がると感じられている。医療者であっても，自分の見立てに自信がもてないという経験は多くある。まして，状態の最初の変化をとらえ，それを異常と認知することは難しい。心停止時の蘇生対応開始を認知することは容易である。なぜなら道端で倒れていれば誰もが異常であることを容易に認知できるからである。しかし，物理的に大きな変化ではない場合の認知には困難を生じる。そのため，神経障害を早期に発見し，早期に対応することを地域の人々が学び，習得するための手段が別途必要になる。すなわち異常を認知することは，蘇生技術の習得方法と同じには行えないということである。

　遷延性意識障害者・家族会などの神経障害をもちつつ地域で生活する方々の体験では，胃瘻や呼吸器の管理を請け負うサービス事業者はあっても，神経障害者のケアを困難であると拒否されることがあるという。医療技術の提供は普及しているものの，状態を観察し判断をするという家族が日常的に行う「見守り」のなかに異常を見出し，初期対応へ早期につなげることが困難であるという事実がある。

　その原因として見方がわからない，見た結果が正しいものか自信がない，いつ起

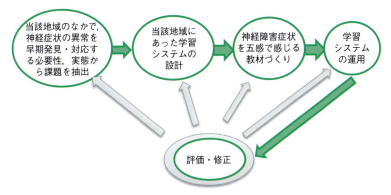

図Ⅵ-2 地域包括ケアシステム場面の学習構造の設計システム

こるかわからないことへの対応システムがないなどが推測される。ここにISLSがもつ「神経蘇生の標準的な診察または観察」に必要な知識,技術を活用できる。

2) 地域包括に向けたISLS学習システム

　地域をフィールドとしたISLSの活用方法を考えるうえで,ISLSが病院という一定の場面を想定して構造化されていることから,地域特性をベースに活用方法を構築する必要がある。その一例としてISD（Instructional System Design）を活用した考え方がある。学習の意義を基盤に学習目標を構築し,その目標を個々の課題に向けた学習として計画する。そして,実施後その成果を目標の達成度として評価し,繰り返し改善を重ね目標を達成するといった学習をシステムとしてとらえる方法である。このシステムが重視するものは,対象にニーズがあること,対象の学びに影響を及ぼす要素を積極的に受け入れた学習構造を構築することにある。医療者の文脈で構築されたISLSを地域包括ケアにかかわるすべての人,とくに患者とその家族のニーズや状況を考慮することで,ISLSが地域包括ケアのなかで成果を生む方法に発展できるようになる（図Ⅵ-2）。

　地域において,地域住民を含むすべての方々が,それぞれの地域特性のなかで異常の早期発見と対応を行うことを目標とした学習システムを構造化する。そこに必要な知識・技術としてISLSの要素を学習課題と教材として組み入れていくことになる。状況のなかの異常を早期に発見するスキルは,パターン認識として習得できる。神経障害である異常な状態を五感を用いて観察したときにキャッチするであろう状態をパターン化し記憶しておく方法が可能である。ISLSの扱う症状を視聴覚教材に開発することも有用であろう。起こり得る状態を記憶に残し,実際の異常を

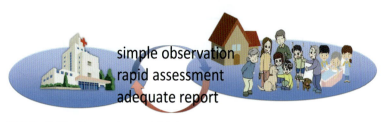

図Ⅵ-3 地域包括ケアで ISLS の成果を上げるための 3 項目

目にしたときに，過去の記憶を自動的に想起する機能が働き，異常の認知を促すというものである．このときに，観察すべき方法は可能な限り simple であることが望ましい．

このように，地域包括ケアシステムがカバーする場面において，神経障害の異常の早期発見と対応は，地域のなかにおいて異常をトリガーする力を育成することが必要であり，そのシステムのなかに ISLS の要素を組みこむことで，効果的かつ効率的な学習システムが構築できると思われる．さらに，ISLS の成果を地域包括ケアのなかで出すためには，観察による異常の発見に続く対応がある．観察事項を assessment し，そしてその内容を他者へ report する必要がある．この要素を含めた学習システムとして ISLS を活用していくことで成果が期待できる（図Ⅵ-3）．

文 献

1) 厚生労働省：平成 28 年（2016）人口動態統計の年間推計．
   http://www.mhlw.go.jp/toukei/saikin/hw/jinkou/suikei16/dl/2016suikei.pdf
2) 内閣府：高齢者の健康・福祉．平成 29 年版高齢社会白書．
   http://www8.cao.go.jp/kourei/whitepaper/w-2017/html/zenbun/s1_2_3.html
3) 後藤慎子：心臓大血管手術後の高次脳機能障害．ICU と CCU 29：433-439，2005．
4) 藤井良幸：ICU 内での急変の病態とその対応（意識障害）．ICU と CCU 31：109-114，2007．
5) 上村恵一：脳器質性疾患におけるせん妄．月刊薬事 58：47-51，2016．
6) 厚生労働省：地域包括ケアシステム．
   http://www.mhlw.go.jp/seisakunitsuite/bunya/hukushi_kaigo/kaigo_koureisha/chiiki-houkatsu/dl/link1-4.pdf（2018 年 2 月 7 日閲覧）

VII

ISLS と教育

VII ISLSと教育

1 医療技術の標準化

1) 標準化の意味

　医療の質を厳密な意味で測ろうとすると、治療結果・治療成績を知ることが重要である。しかし、現在のわが国ではそれらを容易に比較できる状況に至っているわけではない。そこで、日本医療機能評価機構による質の評価においても outcome ではなく process に重点を置いている。「質のよい医療とは医療における"あるべき姿"である」[1]という考え方もこのことと符合する。この言い方に従うなら、救急医療に携わるわれわれに求められるのは、救急診療の過程で行うべきことをそのとおりに実行できることである。今日が情報化という時代背景にあって、加えて診療過程（process）という側面から医療の質が評価できることに鑑みれば、求められる救急医療の水準とは科学的根拠として達成できる、ないし専門領域においてコンセンサスが得られている水準である。

　このような観点から、ACLS（Advanced Cardiovascular Life Support）やJATEC™（Japan Advanced Trauma Evaluation and Care）などはまさに標準化された診療過程を示したものである。個々の医療施設においては、パス法の利用もまた標準的な診療過程を具体化しようとするものである。それは、医療チームが共

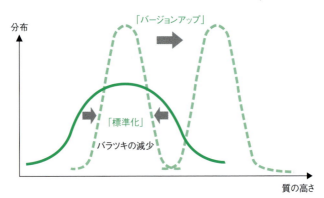

図VII-1　診療過程の標準化とその"バージョンアップ"による質の向上
〔文献 3）より引用・改変〕

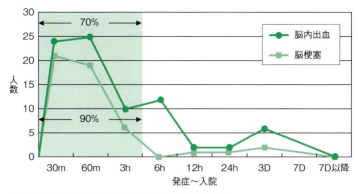

図Ⅶ-2 救急搬入患者の到着時間（脳内出血・脳梗塞）

〔文献4）より引用〕

同で作り上げた「患者にとっての最良の管理である」と信ずるところを示した仮説である[2]という表現からも理解される。これらの標準的な方法論の実践により，まずは診療過程でのバラツキを減じることができる。その後，事後の検討やバリアンス解析などを通じて，標準化されている診療過程に"バージョンアップ"を加えていけば，質の中央値（平均値）を高めることも可能となる（図Ⅶ-1）[3]。

2）脳卒中診療の標準化

図Ⅶ-2[4]によれば，脳梗塞患者はその90%が発症から3時間以内に医療施設に搬入されている。搬入後の診療過程について，頭部外傷を例にとるとその90%以上が到着から1時間以内にCT検査ができている[5]。このような実態から推測すると，救急外来を受診する多くの脳梗塞患者にrt-PA投与を考慮する機会は決して少なくない。加えて，最近ではカテーテルを用いた血管内治療が可能な施設への再搬送のルールについて地域ごとに議論が進められている[6]。したがって，該当の学会によるガイドラインを参照し，また各施設の専門医らと連携して，受診以後の検査，適応患者の決定，薬剤投与，または血管内手術などという一連の診療過程について，あらかじめ申し合わせをしておく必要がある。ここにこそ，パス法などの標準化された方法論の価値がある。くも膜下出血，高血圧性脳内出血などについても同じ議論が適応できると思われる。

一方，脳神経外科的な手術においては，症例ごとにいわば"アートの要素"を加えざるを得ないので，その意味で標準化は難しい。しかし"してはならない手技"を明示するなどは可能であり[7]，手術における標準化もひいては安全性の向上や施設間格差の是正などに寄与するものと考えられる。

2 医学教育と ISLS

　ISLS は，2005（平成 17）年，脳梗塞発症から 3 時間以内の血栓溶解療法が認可されたことをきっかけに開発され，2006（平成 18）年にガイドブックが発刊された。同じころ〔2004（平成 16）年〕には，新医師臨床研修制度として初期研修制度が開始された。そのため，ISLS は当時初期臨床研修医を対象としていたが，現在では ER や脳卒中診療にかかわる看護師をはじめ幅広いスタッフの教育コースとして展開している。

1) 医学部の教育改革

　現在日本の医学部では，2023 年問題といわれる，World Federation for Medical Education（WFME）の国際基準を満たした医学部を卒業した者以外米国の医師国家試験を受けることができないという通告[8]をきっかけに，さまざまな教育改革を求められている。また，日本全体で高等教育の質は 2010（平成 22）年頃より急速に改革を求められており，近年，経済産業省からは「社会人基礎力」，文部科学省からは「学士課程の教育改革」が示され，教育全体にグローバル化，アウトカム志向の教育プログラムが求めれるようになった。とくに医学分野では，WFME の認証内容も鑑み，大きなカリキュラム改革が行われている。2017（平成 29）年に発表された医学教育モデル・コア・カリキュラム[9]に基づいた「多様なニーズに対応できる医師の養成」を目指した卒前卒後の一貫性や，診療参加型実習の充実，地域包括ケアシステムの教育プログラムが求められている（図Ⅶ-3）。もっとも重視されているのは知識偏重型の教育からの脱却であり，臨床実践能力を身につける教育である。

2) アクティブラーニング

　上記の理由で，多くの大学でプログラム改革のみならず教授法の見直しが FD（Faculty Development）として取り上げられ，双方型・参加型の授業などのさまざまなアクティブラーニングが積極的に導入されている。ISLS のような症例を中心とした模擬の診療場面を体験し考察するシミュレーション教育は，アクティブラーニングの優れた手法の一つであり，まさに，PBL（Problem Based Learning）問題基盤型学習や CBL（Case Based Learning）症例基盤型学習に該当している。

　アクティブラーニングとは，教員による一方的な講義形式の教育とは異なり，学修者の能動的な学修への参加を取り入れた教授・学習法の総称をいう。学修者が能動的に学修することによって，認知的，倫理的，社会的能力，教養，知識，経験を含めた汎用的能力の育成を図る。発見学習，問題解決学習，体験学習（シミュレーション含む），調査学習などが含まれる。教室内でのグループディスカッション，

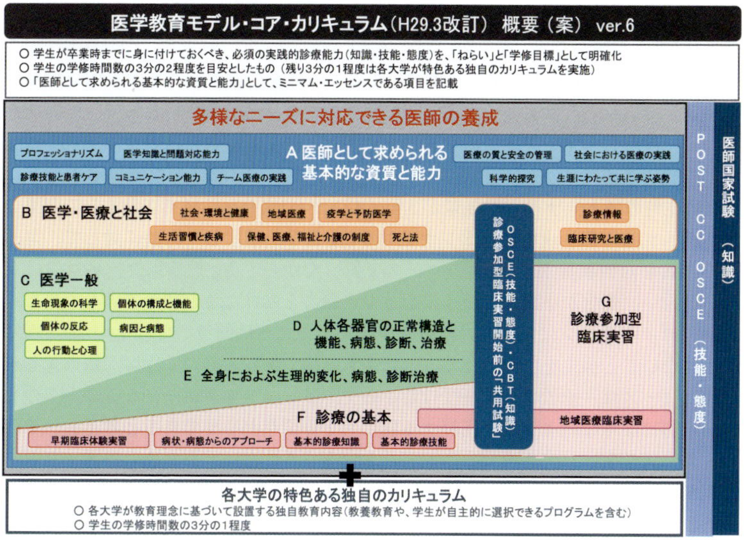

図Ⅶ-3 医学教育モデル・コア・カリキュラム

〔文献 9) より引用〕

ディベート，グループワークなども有効なアクティブラーニングの方法である[10](注：学習とは，知識や行動の能力を身につけるために学び習うことをいい，心理学的には，過去の経験をもととして新しい適応の仕方を習得することをいう。学修とは，学んだ学問を身につけるために学び修めることをいう[11])。また，シミュレーション学習は，教育の分野では古くから用いられており，看護学教育ではよりなじみ深い。シミュレーションはそもそも心理学の一原理の応用といわれ，行動の結果についてのフィードバックが学習者の反応を修正し，適正な行動のレパートリーを作ると考えられているものである[12]。そのような背景から，医学教育において，ISLSをはじめとするシミュレーション教育は，文部科学省の示す「知っていること，できることをどう使うか（思考力，判断力，表現力等）」を身につける教育として重要な位置を占めると考えられる。ISLSを例にとると，「問題発見，解決に必要な情報を収集，蓄積する」，これは問診・身体診察の部分，「既存の知識に加え，必要となる新たな知識，技能を獲得」，これはプレテストやレクチャーの部分，「知識，技能を適切に組み合わせてそれらを活用しながら問題を解決していくために必要な思考や，情報を選択し，解決の方向性，方法を比較，選択し，結論を決定していくための意思決定，伝える相手や状況に応じた表現」，これはシナリオシミュレーションの部分で[13]，能力を獲得，維持，発展させる教育方法であると考える。

3) 医学教育での ISLS の応用

　医学教育での ISLS の応用で，まず第 1 にコースを受講することが目的ではないと強調しておくことは重要である。標準化されたコースは学生にとって，魅力的かつ容易に理解しやすい実践型の教育であるが，ともすればコース内容がすべての診療の根拠であるかのように語られている場面もある。これはかなり以前のことだが，蘇生時のアドレナリン投与量が 5 mg ずつから，1 mg にガイドラインで変更された頃，実際の蘇生現場でアドレナリン 5 mg 投与を指示した医師に対して，コースで学習した他職種が，「最新のコースで習ったから 1 mg 投与以外指示は受けない」と言い，蘇生が中断されそうになったと報告を受けたことがある。もちろん，最新のガイドラインに基づいた治療を提案をしたことは間違いではないが，「指示を受けない」と蘇生を中断させることは本末転倒である。そのように，標準化された教育コースは，そのコースを受けることや，インストラクターになることそのものが目的にならないように，指導する側にも十分留意が必要であると考える。そのうえで，医学生にコース内容を活かした教育をすることは，よりよい思考・判断を育成するために適していると考える。

　それを前提に ISLS をみてみると，知識の部分では，多くの表やフローチャートで示されているため，とてもわかりやすく，対応する診察手順についても，写真が入っているため，十分自己学習可能である。また，シミュレーション時に用いられるシナリオ=症例は，症例提示，質問，専門医の治療（画像含む）と読み進めるだけでも十分学習になるとともに，ケースマップが示されていることで，医学生の基本手技である医療面接，身体診察だけではなく，検査，治療を含む，臨床推論とその行動につながりやすい。

　医学生にとって，参加型臨床実習前の実技試験 OSCE（Objective Strustured Clinical Examination）に必要とされる身体診察の神経診察は，必修とされる診察手技だけで 30 項目以上あり，手技を覚えるだけで精一杯で，なかなか実際の臨床場面でどのように使われるかまでは学修できないことが多いようだ。先に示した医学教育モデル・コア・カリキュラムでは，診療の基本の項目で，症候・病態からのアプローチ 37 症候に，意識障害と失神・けいれん・めまい・運動麻痺・筋力低下・外傷などがあり，基本的診察技能の神経診察の学修目標には，意識レベルの判定，脳神経診察，腱反射，小脳機能，運動系，感覚系の診察，髄膜刺激所見の確認があげられている。ISLS が対象とする脳卒中は，わが国にとって国民病ともいわれる受療率の高い疾患であり，早期の適切な対応がより重要であるため，医学生の頃から ISLS のような学習ツールを用いて，十分に思考力・判断力・診察手技を磨くことは望ましいといえる。

文　献

1) 郡司篤晃：医療の質の管理. 医療システム研究ノート, 丸善プラネット, 東京, 1998, pp131-

155.
2) Spath, PL：Clinical paths：An outcomes management tool. Clinical path：Tools for outcomes management. American Hospital Publishing, Chicago, 1994, pp1-22.
3) 伊藤弘人：医療評価の目的．医療評価，真興交易医書出版部，東京，2003，pp44-46.
4) 栗原正紀（長崎実地救急医療連絡会）；personal connection.
5) 梅里良正，有賀徹，伊藤弘人，他：救急医療領域におけるクリニカル・インディケーターの開発に関する研究．病院管理 38：301-310，2001.
6) 東京都福祉保健局医療政策部医療政策課：脳卒中．東京都保健医療計画（第6次改訂）素案，2017年11月28日，pp126〜133.
7) 嘉山孝正，佐藤慎哉：標準医療の意義と解釈―外科の立場から．脳外誌 14：749-755，2005.
8) ECFMG®.
   https://www.ecfmg.org/about/initiatives-accreditation-requirement.html（2018年1月30日閲覧）
9) 医学教育モデル・コア・カリキュラム．
   http://www.mext.go.jp/b_menu/shingi/chousa/koutou/033/siryou/__icsFiles/afieldfile/2016/12/15/1380355_001.pdf（2018年1月30日閲覧）
10) 文部科学省：教育課程企画特別部会　論点整理　補足資料（5）．
    http://www.mext.go.jp/component/b_menu/shingi/toushin/__icsFiles/afieldfile/2015/09/24/1361110_2_5.pdf（2018年2月3日閲覧）
11) 大野晋，浜西正人：類語国語辞典．角川学芸出版，東京，1985，pp638-640.
12) 藤岡完治，野村明美編：わかる授業をつくる看護教育技法 3；シミュレーション・体験学習．医学書院，東京，pp2-11.
13) 文部科学省：新しい学習指導要領等が目指す姿．
    http://www.mext.go.jp/b_menu/shingi/chukyo/chukyo3/siryo/attach/1364316.htm（2018年2月10日閲覧）

VIII

代表的なシナリオ

VIII 代表的なシナリオ

症例一覧

症例No（頁）	疾患分類	脳損傷部位	原因
症例1（p.147）	脳梗塞	右中大脳動脈領域	心原性塞栓症
症例2（p.153）	脳梗塞	左中大脳動脈領域	心原性塞栓症
症例3（p.160）	脳梗塞	左中大脳動脈領域	心原性塞栓症
症例4（p.167）	脳梗塞	右中大脳動脈領域	アテローム血栓症
症例5（p.172）	脳梗塞	左中大脳動脈皮質枝領域	心原性塞栓症
症例6（p.177）	脳梗塞	右中大脳動脈穿通枝領域	動脈原性塞栓症 右ラクナ梗塞
症例7（p.182）	脳梗塞	左中大脳動脈皮質枝領域	アテローム血栓症
症例8（p.186）	脳出血	右被殻	高血圧性
症例9（p.190）	脳出血	左小脳	高血圧性
症例10（p.194）	脳梗塞	右内頸動脈領域	大動脈解離
症例11（p.198）	脳出血	右側頭葉皮質下	右中大脳動脈瘤
症例12（p.203）	くも膜下出血		左内頸動脈瘤
症例13（p.207）	くも膜下出血		右椎骨動脈瘤
症例14（p.211）	脳出血	脳幹	高血圧性
症例15（p.217）	脳出血	左頭頂葉皮質下	脳動静脈奇形
症例16（p.218）	くも膜下出血		脳底動脈瘤

症例1：82歳，男性

導入： あなたが救急担当をしている7時42分，82歳，男性の搬入。

6時に起床したが異常はなかった。7時頃，排尿後，ベッドに戻ろうとしたところ，左上下肢の脱力を自覚，7時7分に家人が，救急要請。7時16分，救急隊到着時，意識はJCS 0（清明），ECS 1，左片麻痺で，血圧125/76 mmHg（右），130/77 mmHg（左），脈拍60/分で整，呼吸18回/分，SpO₂ 96%，体温36.2℃で搬送。搬送中の変化なし。CPSS：F；陽性，A；陽性，S；陰性，で陽性。KPSS：C；0-0，M；0-2，V；1，合計3点。

設定： 救急室搬入時，血圧140/80 mmHg（右），133/72 mmHg（左），脈拍57/分でPVC散発，呼吸16回/分，SpO₂ 98%，体温36.5℃。JCS 1，ECS 1，GCS 15（E4，V5，M6）。瞳孔不同なし（右4 mm，左4 mm），両側対光反射迅速，左不全麻痺（MMT 4/V相当）。

NIHSS 9（**表Ⅷ-1**）。高血圧，脂質異常，陳旧性心筋梗塞，陳旧性右橋梗塞（10年前：ADL自立）で服薬中（クロピドグレル，カルベジロール，ロサルタンカリウム，ロスバスタチン，ニコランジル）。飲酒なし，喫煙なし。

表Ⅷ-1　NIHSS（搬入時）

観察時刻：8:08　ERにて	
意識レベル	0
意識レベル―質問	0
意識レベル―命令	0
最良の注視	1
視野	1
顔面麻痺	1
上肢の運動　左	1
右	0
下肢の運動　左	1
右	0
四肢失調	0
感覚	1
最良の言語	0
構音障害	1
消去／注意障害	2
合計	9

質問1：救急隊到着まで準備することは何か？

誘　導：1）CPSS，KPSSの把握：脳卒中の疑い，脳卒中なら神経重症度
　　　　2）救急室内の準備：情報共有，モニター類，輸液など
　　　　3）脳卒中の診断と治療をスムーズに行うため：採血や心電図，CT，MRIなど

質問2：搬入までの経過を整理しよう！

誘　導：1）発症：7:00頃？？？　左上下肢脱力
　　　　2）家人が救急要請：7:07
　　　　3）救急隊到着：7:16　意識はJCS 0（清明），ECS 1，左片麻痺
　　　　4）病院到着：7:42

質問 3：病名は何を考えるか？

誘　導：1）左半身脱力を自覚；中枢性（右大脳半球）
　　　　2）発症様式は；突然，発症時刻の同定も
　　　　3）危険因子の把握；10 年前の脳梗塞，高血圧，脂質異常，陳旧性心筋梗塞など
　　　　4）神経症状の整理；意識清明，左顔面を含む不全麻痺，構音障害

質問 4：救急室ではじめに行うことは何か？

誘　導：1）呼吸循環のアルゴリズムに従う；バイタル安定を確認
　　　　2）神経症状の把握；意識，脳ヘルニア徴候の有無，神経重症度（NIHSS）など

質問 5：診断のための検査は？

誘　導：1）脳卒中を診断する機器として；CT や MRI
　　　　2）優先される機器は；（施設の体制や方針によるが）まずは CT。MRI を優先しても問題ない
　　　　3）次に行う検査は；MRI
　　　　4）CT と MRI の画像での相違点は；CT は早期の出血性脳卒中の診断に，MRI は早期の虚血性脳卒中の診断に有効

質問 6：どのような治療が行われるか？

誘　導：脳梗塞急性期と診断されたが，
　　　　1）急性期治療としては；4.5 時間以内なら，rt-PA 静注療法の適応で，引き続き，機械的血栓回収療法の適応
　　　　2）発症時間の確認；7 時頃？？？（最終健全確認時刻）
　　　　3）発症から病院到着までの時間は；1 時間 42 分
　　　　4）rt-PA 静注療法の適応；あるとすれば，注意することは「禁忌項目」の確認。「rt-PA（アルテプラーゼ）静注療法適正治療指針第二版」[1]を参照のこと
　　　　5）既往歴から検査で注意する項目は；①陳旧性心筋梗塞；ワルファリンの服用の可能性，PT-INR>1.7，②陳旧性脳梗塞；抗血小板薬の副作用など

振り返り：

　脳梗塞超急性期 rt-PA & retriever の症例。rt-PA 静注療法には発症 4.5 時間以内に治療を開始する時間的制約があるため，少なくとも発症 3.5 時間以内に到着する必要がある。必然的に結果に時間がかかる採血検査を早期に行う必要がある。さら

に，rt-PA 静注療法後に機械的血栓回収療法を行うための造影剤使用の可否には，rt-PA 静注療法の慎重投与項目にある腎機能の評価も重要になる。

専門医の治療：

発症 2 時間 17 分で施行された MRI/MRA（図Ⅷ-1）。CT は施行せず。
発症 2 時間 42 分で，禁忌項目なし，NIHSS 9 点で，rt-PA 静注療法開始。

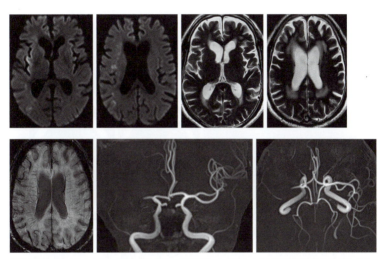

拡散強調画像では右 MCA 領域（島皮質，側頭葉）と MCA-ACA 境界部に虚血巣がみられ（DWI ASPECT 8 点），T2 強調画像では慢性虚血の所見のみで，梗塞は完成されていない。磁化率強調画像で右髄質静脈が目立つため，貧困還流が推測され，積極的治療を行わない場合，MCA 領域全体に梗塞が及ぶ恐れがあった。MRA では右 M1 近位部から閉塞していた

図Ⅷ-1　MRI/MRA

投与後,直ちに血管撮影室へ移動,発症3時間14分で,穿刺開始,Penumbra System® を用いた機械的血栓回収療法を施行し,発症4時間8分で,1pass で TICI3〔完全再開通,MEMO22「TICI(thrombolysis in cerebral infarction)分類」(p.100)参照〕を得て終了(図Ⅷ-2)。術後の CT では出血性変化などの合併症はみられなかった(図Ⅷ-2)。

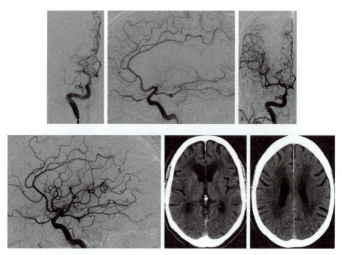

治療開始前の撮影では MRA 所見と同様に右 M1 近位部より閉塞して側副血行も乏しい所見であった。機械的血栓回収療法を ADAPT technique を用いて施行し,赤色血栓が吸引された。その後の撮影では完全再開通が得られ,MCA 領域の描出が ACA 領域の描出と同時にみられ,末梢まで描出される所見であった。術直後の CT では出血性変化はみられていない

図Ⅷ-2 脳血管撮影/CT

血栓回収直後の NIHSS 3 点〔最良の注視，顔面麻痺，消去/注意障害で 1 点〕と改善。発症 28 時間後に施行された MRI/MRA（図Ⅷ-3）。

　退院時 NIHSS は 1 点（消去/注意障害），mRS 1 で自宅退院（入院期間：19 日）。

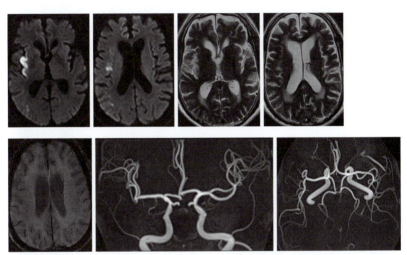

拡散強調画像では右 MCA 領域（島皮質，側頭葉）と MCA-ACA 境界部に虚血巣の一部が明瞭化し，T2 強調画像では同部位で梗塞になっていた。磁化率強調画像で入院時に目立っていた髄質静脈は左右差なく同等に描出されていた。MRA では右 M1 近位部閉塞は再開通し，末梢まで描出されていた

図Ⅷ-3　MRI/MRA

Case 1 ISLS ケースマップ 右中大脳動脈狭窄（血栓溶解療法＋血管内治療）

現病歴：82歳、男性。6:00に起床したが異常なし。7:00 頃に排尿後ベッドに戻ろうとしたところ、左上下肢の脱力を自覚し、家人が救急要請。7:42病着
既往歴：高血圧、脂質異常、陳旧性心筋梗塞、陳旧性右橋梗塞で服薬中（クロピドグレル、カルベジロール、ロサルタンカリウム、ロスバスタチン、ニコランジル）。

救急隊からの第一報

病院前		項目	STEP	第1印象	A（気道）・B（呼吸）・C（循環） Primary survey（来院より10分以内）		D（中枢神経）	E（体温） 25分以内	Secondary survey 45分以内	Tertiary survey 60分以内
Right patient Right time Right place		到達目標		あたりをつけ 周知させる	呼吸循環の安定化		脳神経外科手術、血栓溶解療法、機械的血栓回収療法の準備			
		観察		重症ではない	気道異物なし・視診 気道閉塞なし・打診・触診正常	ショックではない 正常洞調律	脳ヘルニア 徴候を鑑別	体温の評価	情報収集 神経所見（NIHSS） CT	専門医の CT 読影検査 データ評価
CPSS +		検査	モニター	ECG（拍/分）	SpO2 (%)					
F +				57 →	98					
A +										
S −										
KPSS 3			生理機能	呼吸（/分）	血圧（mmHg）	体温（℃）				
C : 0-0				16 →	140/80（右）, 133/72（左）	36.2 → 36.5				
M : 0-2			画像	12ECG	超音波					
V : 1					頸部：正常洞調律 胸部：異常なし	頸・胸部：異常なし				
125/76 18 96 60				X-ray CT MRI						MRI：右脳梗塞
36.2			血液	血液一般 血糖値 125mg/dL			JCS 1, ECS 1 左片麻痺 瞳孔 (4, 3)	GCS 15 JCS 1, ECS 1 なし	体温異常なし NIHSS 9	
JCS 0 ECS 1 左片麻痺			尿	乳酸リンゲル液 100mL/h →						
なし		処置		自然気道 →						
上記		情報書類							既往歴：上記 7:00頃発症	rt-PA同意書 脳血管造影同意書

治療方針
決定と準備

専門チームによる治療
静注療法（rt-PA）
機械的血栓回収術
その他

152 ISLS ガイドブック 2018

症例2：75歳，男性

導入： あなたが救急担当をしている12時46分，75歳，男性の搬入。

12時15分頃，飲食店で昼食を摂っていたところ，会話不能になり隣の客に倒れていった。その際，嘔吐があった。店員が話しかけると開眼するが会話不能であったため，12時21分に店員が救急要請。12時24分，救急隊到着時，意識はJCS 3，ECS 2，右顔面を含む片麻痺，左共同偏視で，血圧140/－mmHg（右），160/110 mmHg（左），脈拍106/分で不整（AFリズム疑い），呼吸18回/分，SpO₂ 96%，体温36.5℃で搬送。搬送中の変化なし。CPSS：F；陽性，A；陽性，S；陽性，で陽性。KPSS：C；0-1，M；4-2，V；2，合計9点。

設定： 救急室搬入時，血圧157/93 mmHg（右），137/99 mmHg（左），脈拍100〜/分でAF，呼吸29回/分→18回/分，SpO₂ 94%，体温36.5℃。JCS 3，ECS 2，GCS 11（E4, V2, M5）。瞳孔不同なし（右3 mm，左3 mm），両側対光反射迅速，左完全麻痺（MMT 0/V相当）。

NIHSS 23（表Ⅷ-2）。高血圧，糖尿病，高尿酸血症，睡眠時無呼吸症候群，HCV陽性で服薬中（カルベジロール，カンデサルタン，フェブキソスタット，アムロジピン，ランソプラゾール）。飲酒：大量，喫煙40本/日。

表Ⅷ-2 NIHSS（搬入時）

観察時刻：13:00 ERにて	
意識レベル	0
意識レベル―質問	2
意識レベル―命令	2
最良の注視	2
視野	2
顔面麻痺	0
上肢の運動　左	4
右	0
下肢の運動　左	4
右	0
四肢失調	0
感覚	2
最良の言語	3
構音障害	2
消去/注意障害	2
合計	23

質問1：救急隊到着まで準備することは何か？

誘　導：1）CPSS，KPSSの把握；脳卒中の疑い，脳卒中なら神経重症度
　　　　2）救急室内の準備；情報共有，モニター類，輸液など
　　　　3）脳卒中の診断と治療をスムーズに行うため；採血や心電図，CT，MRIなど

質問2：搬入までの経過を整理しよう！

誘　導：1）発症；12:15頃　失語
　　　　2）店員が救急要請；12:21
　　　　3）救急隊到着；12:24　意識はJCS 3，ECS 2，右顔面を含む片麻痺，左共同偏視

　　　　4）病院到着；12:46

質問3：病名は何を考えるか？

誘　導：1）失語で発症，麻痺の観察不詳；中枢性（左大脳半球：言語中枢かも）
　　　　2）発症様式は；突然，発症時刻の同定も
　　　　3）危険因子の把握；高血圧，糖尿病，陳旧性心筋梗塞など
　　　　4）神経症状の整理；意識 JCS 3，右顔面を含む片麻痺，失語，左共同偏視

質問4：救急室ではじめに行うことは何か？

誘　導：1）呼吸循環のアルゴリズムに従う；バイタル安定を確認→嘔吐していたとの情報あり
　　　　2）神経症状の把握；意識，脳ヘルニア徴候の有無，神経重症度（NIHSS）など

質問5：診断のための検査は？

誘　導：1）脳卒中を診断する機器として；CT や MRI
　　　　2）優先される機器は；（施設の体制や方針によるが）まずは CT。MRI を優先しても問題ない
　　　　3）次に行う検査は；MRI
　　　　4）CT と MRI の画像での相違点は；CT は早期の出血性脳卒中の診断に，MRI は早期の虚血性脳卒中の診断に有効

質問6：どのような治療が行われるか？

誘　導：脳梗塞急性期と診断されたが，
　　　　1）急性期治療としては；4.5 時間以内なら，rt-PA 静注療法の適応で，引き続き，機械的血栓回収療法の適応
　　　　2）発症時間の確認；12 時 15 分（最終健全確認時刻）
　　　　3）発症から病院到着までの時間は；25 分
　　　　4）rt-PA 静注療法の適応；あるとすれば，注意することは「禁忌項目」の確認。「rt-PA（アルテプラーゼ）静注療法適正治療指針第二版」[1]を参照のこと
　　　　5）既往歴から検査で注意する項目は；①糖尿病；血糖高値や合併症の有無，②HCV 陽性；肝機能の状態

振り返り：

脳梗塞超急性期 rt-PA & retriever の症例。rt-PA 静注療法には発症 4.5 時間以内

に治療を開始する時間的制約があるため，搬入は少なくとも発症3.5時間以内に到着する必要がある。必然的に結果に時間がかかる採血検査を早期に行う必要がある。さらに，rt-PA静注療法後に機械的血栓回収療法が行われるための造影剤使用の可否には，rt-PA静注療法の慎重投与項目にある腎機能の評価も重要になる。

> **専門医の治療：**

発症1時間で施行された MRI/MRA（図Ⅷ-4）。CT は施行せず。
発症1時間21分で，禁忌項目なし，NIHSS 23点で，rt-PA 静注療法開始。
投与後，直ちに血管撮影室へ移動，発症1時間52分で，穿刺開始，Penumbra

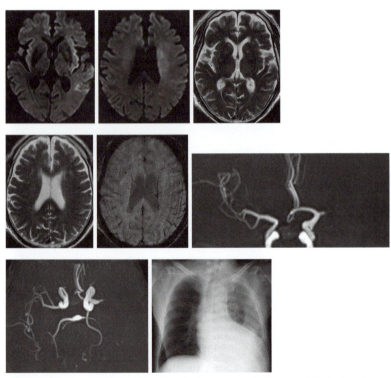

拡散強調画像では左 MCA 領域（島皮質，側頭葉）と MCA 穿通枝部に虚血巣がみられ（DWI ASPECT 8点），T2強調画像では慢性虚血の所見のみで，梗塞は完成されていない。磁化率強調画像で左髄質静脈が目立つため，貧困還流が推測され，積極的治療を行なわない場合，MCA 領域全体に梗塞が及ぶ恐れがあった。MRA では左 M1 近位部から閉塞していた。
入院時胸部単純 X 線写真では心拡大および左胸水の所見であった

図Ⅷ-4　MRI/MRA

System® を用いた血栓回収療法を施行し，発症 2 時間 40 分で，1pass で TICI 3（完全再開通）を得て終了（図Ⅷ-5）。術後の CT では出血性変化などの合併症はみられなかった（図Ⅷ-5）。

翌日〔治療 18 時間 20 分（発症 21 時間）〕の NIHSS 6 点（意識レベル─質問，四肢失調，最良の言語，構音障害，消去/注意障害）と改善。

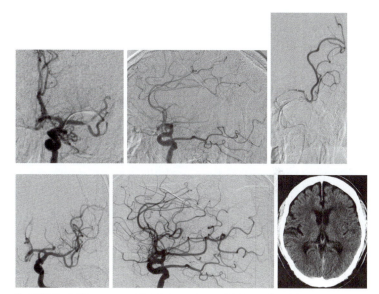

治療開始前の撮影では MRA 所見と異なり，左 M1 遠位部より高度狭窄して末梢の描出が遅延していた。機械的血栓回収療法を ADAPT technique を用いて施行し，血栓を回収した。その後の撮影では完全再開通が得られ，MCA 領域の描出が ACA 領域の描出より先に末梢まで描出される所見であった。術直後の CT では出血性変化はみられていない

図Ⅷ-5　脳血管撮影/CT

発症 28 時間後に施行された MRI/MRA（図Ⅷ-6）。

入院 7 日目：入院時胸部単純 X 線写真でみられた胸水貯留，心臓超音波検査での前壁菲薄化，左室機能低下，心尖部壁在血栓疑いの精査のため，循環器内科に転科。心不全に伴う胸水貯留は改善（図Ⅷ-7）。

退院時，mRS 3 で施設転所（入院期間：46 日）。

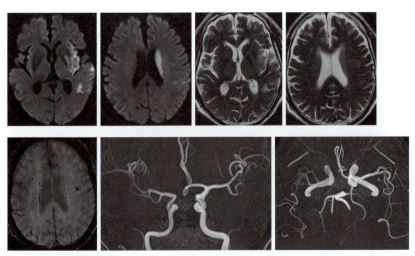

拡散強調画像では左 MCA 領域（島皮質，側頭葉，放線冠）が明瞭化し，T2 強調画像では同部位で梗塞になっていた。磁化率強調画像で入院時に目立っていた髄質静脈は左右差なく同等に描出されて，末梢に移動したと思われる所見がみられた。MRA では右 M1 近位部閉塞は再開通し，末梢まで描出されていた

図Ⅷ-6　MRI/MRA

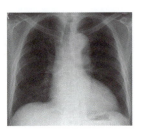

退院時胸部単純 X 線写真では心拡大は残存していたが，胸水はなくなっていた

図Ⅷ-7　胸部単純 X 線写真

Case 2　ISLS ケースマップ　左中大脳動脈閉塞（血栓溶解療法＋血管内治療）

現病歴：75歳、男性。12:15頃、飲食店で昼食中に会話不能になり唇の左に痛みかかった。嘔吐あり、閉眼あり会話不能のため救急要請。12:46病着

既往歴：高血圧、糖尿病、高脂血症、睡眠時無呼吸症候群、HCV陽性で服薬中（カルベジロール、カプトプリル、フェキソフェナジン、アムロジピン、ランソプラゾール）。

救急隊からの第1報

項目	病院前	到達目標	STEP	Primary survey（来院より10分以内）				Secondary survey				Tertiary survey
				A（気道）・B（呼吸）・C（循環）			D（中枢神経）E（体温）	25分以内			45分以内	60分以内
Right patient Right time Right place	106 不整 96 18 160/110 36.5		第1印象	あたりをつけ 周知させる			呼吸循環の安定化	脳神経外科手術、血栓溶解療法、機械的血栓回収療法の準備			情報収集 神経所見（NIHSS） 専門医による CT読影検査 CT	治療方針 決定と準備
JCS 3 ECS 2 右片麻痺 左共同偏視 CPSS + F + A + S + KPSS 9 C：0-1 M：4.2、V：2			観察	106 心房細動 94 → 29 157/93（右）、137/99（左）→		28 →	血糖値 165mg/dℓ 血液一般 ショックではない 不整脈	GCS 11(E4V2M5) JCS 3、ECS 2 左片麻痺（0V） 瞳孔正常	36.5℃ →		NIHSS 23	専門チームによる治療（rt-PA静注療法＋機械的血栓回収術他）
			検査	モニタ 呼吸（/分） 血圧（mmHg） 体温（℃） ECG（脈/分） SpO₂（%）	血液		気道異物なし、視診・聴診正常 気道閉塞なし 嘔吐痕あり	打診・触診正常 重症ではない		糖尿病 検尿		
			生理機能	12ECG 超音波			正常洞調律	頭・胸部：異常なし				
			画像	X-ray CT MRI			胸部：心拡大、左肺胸水			頭部	（頭部）異常を認めず 頭部検索	
なし	点滴・注射			自然気道・酸素なし →				乳酸リンゲル液 100mℓ/h →				
なし	処置											
上記	情報・書類									既往歴：上記 12:15 発症		rt-PA同意書 頭血管造影説明書

症例3：78歳，男性

導入： あなたが救急担当をしている13時24分，78歳，男性の搬入。

12時30分市内総合病院より転院依頼。以下が内容「10時35分グランドゴルフ中に右脱力で発症し，紹介元病院に搬送された。診察時JCS 3，右不全麻痺（痛覚刺激で動く程度）で，CTで出血性脳卒中は否定され，MRI/MRAで左中大脳動脈遠位部閉塞による基底核，島皮質の虚血巣があり，NIHSS 18点でrt-PA静注を開始する。血管内手術の適応の可能性があり，転院希望。既往に当院腎臓内科通院中の糸球体腎炎があるが，造影検査は問題ないとコメントをもらっている」であった。受け入れ可能を先方に伝えて，院内の準備に入った。

12時55分，右腕の正中皮静脈よりrt-PA投与を開始，13時6分，搬送のため救急隊到着し搬送前の患者観察，意識はJCS 10，ECS 10，右片麻痺，失語で，血圧131/85 mmHg，脈拍69/分で洞調律，呼吸18回/分，SpO₂ 98％（鼻カニューレ：酸素2ℓ），体温36.9℃で，右腕：正中に静脈ルートあり，rt-PA投与中にて搬送。搬送中の変化なし。CPSS，KPSS：なし（病院間搬送のため）。

設定： 救急室搬入時，血圧136/87 mmHg，脈拍74/分で洞調律，呼吸18回/分，SpO₂ 94％（Room Air），体温36.5℃。JCS 3，ECS 2，GCS 11（E4，V2，M5）。瞳孔不同なし（右3 mm，左3 mm），両側対光反射遅滞，右不全麻痺（MMT 1/V相当），左共同偏視。右腕：正中に静脈ルートあり，rt-PA投与中。

NIHSS 24（**表Ⅷ-3**）。高血圧，糖尿病，糸球体腎炎で服薬中（ビルダグリプチン，ジラゼブ塩酸塩水和物）。飲酒：3合以上/日，禁煙中（40本/日，60歳まで）。

表Ⅷ-3　NIHSS（搬入時）

観察時刻：ERにて	
意識レベル	0
意識レベル―質問	2
意識レベル―命令	2
最良の注視	1
視野	1
顔面麻痺	2
上肢の運動　左	4
右	0
下肢の運動　左	4
右	0
四肢失調	0
感覚	2
最良の言語	2
構音障害	2
消去/注意障害	2
合計	24

質問1：紹介元病院から連絡を受け，準備することは何か？

誘　導：1）患者情報共有；性別，年齢，現病歴，既往歴，バイタルの状況，診断と治療内容
　　　　2）救急室内の準備；情報共有（上記内容），モニター類，輸液など
　　　　3）機械的血栓回収療法の準備；CT，MRIに加え，血管撮影室の準備

質問2：搬入までの経過を整理しよう！

誘　導：1）発症；10:35　右上下肢脱力
　　　　2）前医からの連絡；12:30
　　　　3）前医でのrt-PA静注療法開始時刻；12:55
　　　　4）前医に救急隊到着；13:06　意識はJCS 10，ECS 10，右片麻痺，
　　　　5）病院到着；13:24

質問3：機械的血栓回収療法の準備は？

誘　導：1）血管撮影室の準備；施行医（主治医，血管内治療専門医），看護師，診療放射線技師，臨床工学技士などへの連絡
　　　　2）前医の情報確認；前医腎臓内科通院中の糸球体腎炎（Cr：1.48，BUN：20.3，eGFR：36）がある→造影検査は問題ない，など

質問4：救急室ではじめに行うことは何か？

誘　導：1）バイタルの確認；気道・呼吸・循環，体温，神経症状（脳ヘルニア徴候を含む）
　　　　2）神経症状の確認；意識，NIHSS（前医との比較も）
　　　　3）前医の情報確認；糸球体腎炎→造影検査は問題ない，再検する検査値などないかをチェックしておく，など
　　　　4）rt-PA静注療法中の頭蓋内評価；機械的血栓回収療法を前提に進めていかなくてはならない

質問5：機械的血栓回収療法施行のための検査は？

誘　導：1）神経症状の評価は；意識（JCS，GCS，ECS），NIHSS（前医との比較も）
　　　　2）今行う画像検査は何のためか？　：rt-PAによる出血性変化がないかを確認することと梗塞が完成されていないかの評価のため
　　　　3）優先される機種は；CT（MRIより出血を検出しやすいから）

質問6：どのような治療が行われるか？

誘　導：機械的血栓回収療法が適応の条件
　　　　1）急性期治療としては；rt-PA静注療法の適応であればそれを優先して，引き続き，機械的血栓回収療法を行う
　　　　2）適応基準などは；発症8時間以内（実際は，発症6.5～7時間以内），18歳以上，頭蓋内主要血管，予後が3カ月以上見込めるである。

付）経緯：『経皮経管的脳血栓回収用機器 適正使用指針 第2版』が日本脳卒中学会，日本脳神経外科学会，日本脳神経血管内治療学会から2015年4月に発表され，これを受けて『脳卒中治療ガイドライン2015［追補2017］』が2017年9月26

日に発表された。Ⅱ脳梗塞・TIA の 1 脳梗塞急性期　1-3 血栓溶解療法と 1-8 脳動脈：血管内再開通療法の推奨の部分には，「rt-PA 静注療法に引き続き，6 時間以内の機械的血栓回収療法の開始」が強く推奨される，と位置づけされている。このことは脳卒中センターなどの高次医療機関に求められた要件となる。

振り返り：

　脳梗塞超急性期で Drip & Ship, retriever の症例。機械的血栓回収療法には発症 8 時間以内に治療を開始する時間的制約があるため，少なくとも発症 6.5〜7 時間以内に到着する必要がある。他施設から rt-PA で治療されながら搬送している特殊な環境のため，急患室での観察項目は多くなる。

専門医の治療：

発症 3 時間 1 分で施行された CT と前医 MRI/MRA（図Ⅷ-8）。

発症 3 時間 5 分で，鼻カニューレ：酸素 2ℓ で SpO₂ 97％に改善，その他バイタルは著変なく，血管撮影室へ移動．発症 3 時間 15 分で，穿刺開始，Penumbra System® を用いた血栓回収術を施行し，発症 4 時間 11 分で，1pass で TICI 3（完全再開通）を得て終了（図Ⅷ-9）。

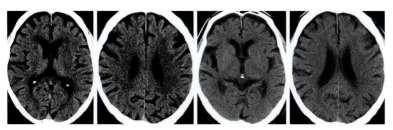

来院時 CT（rt-PA 静注療法中）：明らかな出血性変化はなく，左基底核が淡い低吸収域になっていた。

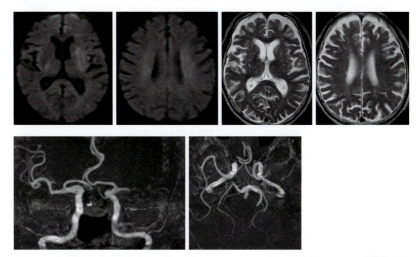

前医 CT：出血性脳卒中は否定され，明らかな early CT sign はない。前医 MRI/MRA：拡散強調画像では左 MCA 領域（島皮質と基底核）に虚血巣がみられ，T2 強調画像では慢性虚血の所見のみで，梗塞は完成されていない。MRA では左 M1 近位部から閉塞していた

図Ⅷ-8　CT/MRI/MRA

血栓回収直後の NIHSS 19 点（表Ⅷ-4）と改善。

術翌日（発症 23 時間 36 分，再開通後 19 時間 25 分）に施行された MRI/MRA（図Ⅷ-10）。NIHSS 17 点（表Ⅷ-5）であった。

発症 17 日目に回復期リハビリテーション病棟に転科。NIHSS 7 点（表Ⅷ-6）であった。

退院時 mRS 3 で自宅退院（入院期間：82 日）。

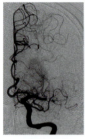
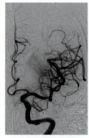
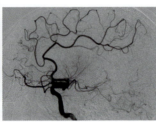
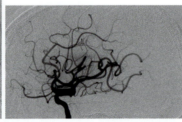

治療開始前の撮影では MRA 所見と異なり，基底核穿通枝が描出され，左 M1 遠位部より閉塞していた。機械的血栓回収療法をADAPT technique を用いて施行し，血栓を回収した。その後の撮影では完全再開通が得られ，MCA 領域の描出が ACA 領域の描出より先に末梢まで描出される所見であった。

図Ⅷ-9　脳血管撮影

表Ⅷ-4　NIHSS

観察時刻：血栓回収直後	
意識レベル	0
意識レベル—質問	2
意識レベル—命令	0
最良の注視	1
視野	0
顔面麻痺	2
上肢の運動　左	4
右	0
下肢の運動　左	3
右	0
四肢失調	0
感覚	2
最良の言語	2
構音障害	2
消去/注意障害	1
合計	19

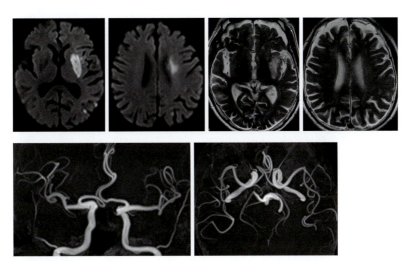

拡散強調画像では左MCA領域(島皮質,放線冠)が明瞭化し,T2強調画像では同部位で梗塞になっていた。MRAでは右M1近位部閉塞は再開通し,末梢まで描出されていた。

図Ⅷ-10 MRI/MRA

表Ⅷ-5 NIHSS

観察時刻:術翌日	
意識レベル	0
意識レベル―質問	2
意識レベル―命令	0
最良の注視	1
視野	0
顔面麻痺	2
上肢の運動 左	4
右	0
下肢の運動 左	1
右	0
四肢失調	0
感覚	2
最良の言語	2
構音障害	2
消去/注意障害	1
合計	17

表Ⅷ-6 NIHSS

観察時刻:転科前(入院17日目)	
意識レベル	0
意識レベル―質問	0
意識レベル―命令	0
最良の注視	0
視野	0
顔面麻痺	1
上肢の運動 左	1
右	0
下肢の運動 左	1
右	0
四肢失調	0
感覚	1
最良の言語	1
構音障害	1
消去/注意障害	1
合計	7

Case 3 ISLSケーススタディ 左中大脳動脈閉塞（血栓溶解療法開始後転院，血管内治療）

現病歴：78歳，男性．12:30市内総合病院より他院経由，10:35グランドコルル中発症．左中大脳動脈閉塞疑いによる右片麻痺，NIHSS 18点でrt-PA静注を開始．13:24到着．

既往歴：糸球体腎炎で転送元病院の腎臓内科通院中，造影検査は可能．

転送時救急隊：元病院出発時　現病歴：上記　既往歴：上記

適切な病院間搬送を行う

項目	STEP	第1印象	Primary survey（来院より10分以内）					Secondary survey	Tertiary survey
		あたりをつけ周知させる	A（気道）・B（呼吸）・C（循環）				D（中枢神経）	E（体温）	25分以内	45分以内	60分以内
搬送時間	到達目標		呼吸循環の安定化				脳ヘルニア徴候を鑑別	体温の評価	情報収集　神経所見（NIHSS）　専門医のCT読影評価　CT画像検査データ評価	治療方針決定と準備
69	ECG（脈/分）				74				脳神経外科手術，血栓溶解療法，機械的血栓回収療法の準備		
98	SpO₂（%）			94　97							
18	モニター 呼吸（/分）			18							
131/85	血圧（mmHg）				136/87						
36.9	体温（℃）						36.5				
JCS 10　ECS 10　右片麻痺　失語	観察	重症ではない	気道異物なし，視診・聴診・触診正常　気道閉塞なし　打診・触診正常			ショックではない　正常洞調律	GCS 11（E4/M5）体温異常なし　JCS 3, ECS 2　右片麻痺（1/V）瞳孔正常				
	検査			血液一般							
	生理機能			12誘導ECG 超音波			検尿				
	画像			X-ray　CT			胸部：正常な調律　頭部・腹腔部：異常なし		頭部CT実施	異常を認めず　左脳梗塞	
				MRI							
乳酸リンゲル液　rt-PA	点滴/注射		酸素鼻カニューレ2ℓ/分					乳酸リンゲル液 100mL/h　rt-PA			
	処置										
12:55にrt-PA開始	情報書類								既往歴：上記　10:35発症	脳血管造影同意書　手術同意書	

症例4：61歳，男性

導入：あなたが救急担当をしている18時13分，61歳，男性の搬入。

15時頃，入浴時に左上下肢の脱力を自覚，入浴後に動けなくなり，17時40分に家人が発見し，救急要請。18時3分，救急隊到着時，意識はJCS 0（清明），ECS 1，左片麻痺で，血圧158/88 mmHg，脈拍87/分で整，呼吸20回/分，SpO₂ 99%，体温36.0℃で搬送。搬送中の変化なし。CPSS：F；陽性，A；陽性，S；陰性，で陽性。KPSS：C；0-0，M；0-4，V；0，合計4点。

設定：救急室搬入時，血圧156/99 mmHg，脈拍85/分で整，呼吸20回/分，SpO₂ 98%，体温36.9℃。JCS 0（清明），ECS 1，GCS 15（E4，V5，M6）。瞳孔不同なし（右3 mm，左3 mm），両側対光反射迅速，左不全麻痺（MMT 2/V）。NIHSS 10（表Ⅷ-7）。高血圧，糖尿病，陳旧性心筋梗塞で服薬中（アムロジピン，ドキサゾシン，シタグリプチン，整腸薬ほか）。飲酒3合/日，喫煙30本/日。

表Ⅷ-7 NIHSS（搬入時）

意識レベル	0
意識レベル―質問	0
意識レベル―命令	0
最良の注視	0
視野	0
顔面麻痺	2
上肢の運動 左	3
右	0
下肢の運動 左	3
右	0
四肢失調	0
感覚	0
最良の言語	0
構音障害	1
消去/注意障害	1
合計	10

質問1：救急隊到着まで準備することは何か？

誘　導：1）CPSS，KPSSの把握：脳卒中の疑い，脳卒中なら神経重症度
　　　　2）救急室内の準備：情報共有，モニター類，輸液など
　　　　3）脳卒中の診断と治療をスムーズに行うため：採血や心電図，CT，MRIなど

質問2：搬入までの経過を整理しよう！

誘　導：1）発症：15：00頃　左上下肢脱力
　　　　2）家人が救急要請：17：40
　　　　3）救急隊到着：18：03　意識はJCS 0（清明），ECS 1，左片麻痺
　　　　4）病院到着：18：13

質問3：病名は何を考えるか？

誘　導：1）左半身脱力を自覚：中枢性（右大脳半球）
　　　　2）発症様式は：突然，発症時刻の同定も
　　　　3）危険因子の把握：高血圧，糖尿病，陳旧性心筋梗塞など
　　　　4）神経症状の整理：意識清明，左顔面を含む不全麻痺，構音障害

質問4：救急室ではじめに行うことは何か？

誘　導：1）呼吸循環のアルゴリズムに従う；バイタル安定を確認
　　　　2）神経症状の把握；意識，脳ヘルニア徴候の有無，神経重症度（NIHSS）など

質問5：診断のための検査は？

誘　導：1）脳卒中を診断する機器として；CTやMRI
　　　　2）優先される機器は；（施設の体制や方針によるが）まずはCT。MRIを優先しても問題ない
　　　　3）次に行う検査は；MRI
　　　　4）CTとMRIの画像での相違点は；CTは早期の出血性脳卒中の診断に，MRIは早期の虚血性脳卒中の診断に有効

質問6：どのような治療が行われるか？

誘　導：脳梗塞急性期と診断されたが，
　　　　1）急性期内治療としては；4.5時間以内なら，rt-PA静注療法の適応で，引き続き，機械的血栓回収療法の適応
　　　　2）発症時間の確認；15時頃
　　　　3）発症から病院到着までの時間は；3時間13分
　　　　4）rt-PA静注療法の適応；あるとすれば，注意することは「禁忌項目」の確認。「rt-PA（アルテプラーゼ）静注療法適正治療指針第二版」[1)]を参照のこと
　　　　5）既往歴から検査で注意する項目は；陳旧性心筋梗塞；ワルファリンの服用の可能性，PT-INR＞1.7

振り返り：

　脳梗塞超急性期の症例。rt-PA静注療法には発症4.5時間以内に治療を開始する時間的制約があるため，少なくとも発症3.5時間以内に到着する必要がある。必然的に結果に時間がかかる採血検査を早期に行う必要がある。さらに，rt-PA静注療法後に機械的血栓回収療法が行われるための造影剤使用の可否には，rt-PA静注療法の慎重投与項目にある腎機能の評価も重要になる。

専門医の治療：

発症 3 時間 43 分で施行された MRI/MRA（図Ⅷ-11）。CT は施行せず。
発症 4 時間 20 分で，NIHSS 10 点で，rt-PA 静注療法開始。
投与後も神経所見の改善がみられないため，発症 6 時間 5 分で，Penumbra System® を用いた血栓除去術を施行（図Ⅷ-12）。

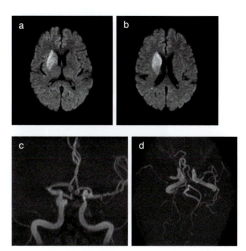

a, b：MRI（拡散強調画像）で右基底核に新鮮病巣あり
c, d：MRA で右 M1 起始部閉塞

図Ⅷ-11　MRI/MRA

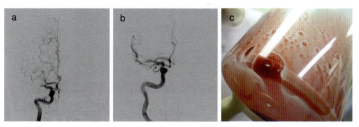

a, b：脳血管撮影では，右中大脳動脈に存在した血栓が除去され，再開通した。c：回収した血栓

図Ⅷ-12　脳血管撮影

再開通 11 時間後(発症 17 時間)の NIHSS は 5 点に改善(表Ⅷ-8)。
発症 18 時間後に施行された MRI/MRA(図Ⅷ-13)。
回復期リハビリテーション病棟に転科。
MRI(T2*強調画像)での血栓がわかる場合あり(図Ⅷ-14)。

表Ⅷ-8　NIHSS(治療後)

意識レベル	0
意識レベル―質問	0
意識レベル―命令	0
最良の注視	0
視野	0
顔面麻痺	1
上肢の運動　左	1
右	0
下肢の運動　左	1
右	0
四肢失調	0
感覚	0
最良の言語	0
構音障害	1
消去/注意障害	1
合計	5

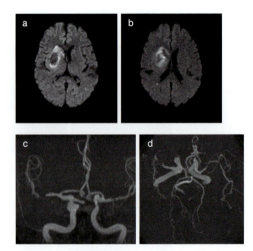

a, b:MRI(拡散強調画像)では,病巣部以外の虚血巣はなく,c, d:MRA で右 M1 以降の描出がみられる

図Ⅷ-13　MRI/MRA

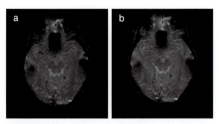

搬入時(a)と治療後(b)を比べると,右 M1 に存在したと思われる血栓の低信号域が消失している

図Ⅷ-14　MRI

Case 4　ISLS ケースマップ　脳梗塞（血栓溶解療法＋血管内治療）

病歴：61歳、男性。15：00頃、入浴時に左上下肢脱力を自覚、17：40に家族が発見。18：13病着

救急隊からの第1報
既往歴：高血圧、糖尿病、陳旧性心筋梗塞で服薬中、内服薬：アムロジピン、ドキサゾシン、シタグリプチン、整腸剤他、飲酒、喫煙あり。

病院前			
Right patient / Right time / Right place			
ECG（拍/分）	87		
SpO₂（%）	99		
呼吸（/分）	20		
血圧（mmHg）	155/88		
体温（℃）	36		
CPSS + / F+ / A+ / S−			
JCS 0　ECS 1　左片麻痺			
KPSS 4　C：0-0　M：0-4　V：0			

到着目標：呼吸循環の安定化／脳神経外科手術、血栓溶解療法、機械的血栓回収療法の準備

項目	STEP	Primary survey（柔脈より10分以内）			D（中枢神経）	E（体温）	Secondary survey			Tertiary survey
		A（気道）	B（呼吸）	C（循環）			情報収集 25分以内	専門医の神経所見（NIHSS）, CT読影検査データ評価 45分以内	治療方針決定と準備 60分以内	
検査	第1印象 あたりをつけ周知させる	気道異物なし；視診・聴診正常；気道閉塞なし		ショックではない；血圧の左右差なし	JCS 0, ECS 1 左不全片麻痺 瞳孔正常	体温異常なし	脳ヘルニア徴候を鑑別	JCS 0, ECS 1 左 MMT 3/5 詳細身体所見 特になし	NIHSS 変化なし	
身体所見		85		血算、生化、凝固他 血糖 114mg/dL	GCS 15	36.9			右中大脳動脈閉塞	
ECG	SpO₂（%）	98							NIHSS 10	
呼吸（/分）		20 →							異常所見なし PT-INR<1.7	
血圧（mmHg）		156/99						140/95	162/94	
血液 / 尿										
生理機能 12ECG / 超音波				正常洞律 頸・胸部：異常なし 胸部：異常なし						MRI
画像 X-ray / CT/MRI										
処置		自然気道・酸素なし	点滴注射	乳酸リンゲル液 100mL/h →					エダラボン	チェックリスト適応　r-tPA同意書 脳血管治療同意書
							既往歴：上記 発症：15：00頃			
情報書類	なし	上記								

VIII　代表的なシナリオ

症例5：85歳，女性

導入： あなたが救急担当をしている9時46分，85歳，女性の搬入。

8時頃，トイレに行こうとしていたところ，突然，右上肢のしびれを自覚し，その後に呂律が回らなくなってきたため，かかりつけ医を受診した。脳卒中が疑われたため，9時17分に病院搬送のため，救急要請。9時26分，救急隊到着時の意識はJCS 0（清明），ECS 1，右片麻痺で，血圧155/75 mmHg，脈拍50〜53/分で不整，呼吸18回/分，SpO₂ 100%，体温不明で搬送。搬送中の変化はなし。CPSS：F；陰性，A；陽性，S；陽性，で陽性。KPSS：C；0-0，M；2-0，V；1，合計3点。

設定： 救急室搬入時，血圧162/84 mmHg，脈拍50〜55/分で不整，呼吸18回/分，SpO₂ 100%，体温36.3℃。JCS 2，ECS 2，GCS 14（E4，V4，M6）。瞳孔不同なし（右3 mm，左3 mm），両側対光反射迅速，右不全麻痺（MMT 上肢2/V，下肢4/V）。NIHSS 8（表Ⅷ-9）。高血圧で服薬中（シルニジピン，整腸薬ほか）。飲酒は機会飲酒，喫煙なし。

表Ⅷ-9 NIHSS（搬入時）

意識レベル	0
意識レベル―質問	1
意識レベル―命令	1
最良の注視	0
視野	1
顔面麻痺	0
上肢の運動　左	0
右	3
下肢の運動　左	0
右	0
四肢失調	0
感覚	1
最良の言語	0
構音障害	1
消去/注意障害	0
合計	8

質問1：救急隊到着まで準備することは何か？
誘　導：1）CPSS，KPSSの把握；CPSSは陽性だが，KPSS 3点で重症ではない
　　　　2）救急室内の準備；情報共有，モニター類，輸液など
　　　　3）脳卒中の鑑別診断と治療をスムーズに行うため；採血や心電図，CT，MRIなど

質問2：搬入までの経過を整理しよう！
誘　導：1）発症；8:00頃　右上肢のしびれ，呂律が回らない
　　　　2）かかりつけ医が脳卒中を疑い，救急要請；9:17
　　　　3）救急隊到着；9:26　意識はJCS 0（清明），ECS 1，右片麻痺
　　　　4）病院到着；9:46

質問3：病名は何を考えるか？
誘　導：1）右上肢のしびれで発症；中枢性（左大脳半球）
　　　　2）発症様式は；突然，発症時刻の同定も（※発見時刻と発症時刻の違い）

3）症状の進行は；麻痺の出現
4）危険因子の把握；高血圧
5）神経症状の整理；見当識障害，構音障害，右不全麻痺

質問4：救急室ではじめに行うことは何か？

誘　導：1）呼吸循環のアルゴリズムに従う；バイタル安定を確認
2）神経症状の把握；意識，脳ヘルニア徴候の有無，神経重症度（NIHSS）など

質問5：診断のための検査は？

誘　導：1）脳卒中を診断する機器として；CTやMRI
2）優先される機器は；（施設の体制や方針によるが）まずはCT。MRIを優先しても問題ない
3）次に行う検査は；MRI
4）CTとMRIの画像での相違点は；CTは早期の出血性脳卒中の診断に，MRIは早期の虚血性脳卒中の診断に有効

質問6：どのような治療が行われるか？

誘　導：脳梗塞急性期と診断されたが，
1）発症時間の確認；8時頃
2）発症から病院到着までの時間は；1時間46分<4.5時間
3）rt-PA静注療法の適応；あるとすれば，注意することは「禁忌項目」の確認。「rt-PA（アルテプラーゼ）静注療法適正治療指針第二版」[1]を参照のこと
4）適応で慎重投与は；本症例では年齢が該当（81歳以上）

振り返り：

脳梗塞超急性期の症例。rt-PA静注療法の適応があり，検査を進めていった。年齢のみが慎重投与に該当したが，治療が著効した。

専門医の治療：

発症 2 時間 10 分で施行した CT, MRI/MRA（図Ⅷ-15）。

発症 3 時間で，NIHSS 8 点で，rt-PA 静注療法開始。投与中から神経所見の改善がみられた。

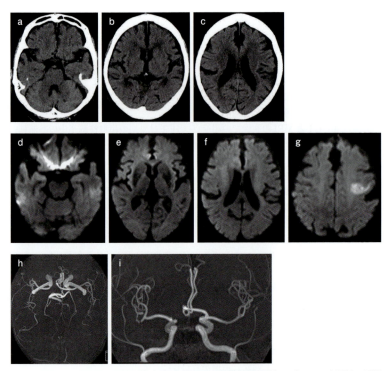

a〜c：CT で，early CT sign はなく，d〜g：MRI（拡散強調画像）で左 MCA 皮質枝に新鮮病巣がみられ，h, i：MRA で左 M3 以降の描出不良

図Ⅷ-15 CT/MRI/MRA

投与後 23 時間 20 分(発症 26 時間 20 分)で施行された MRI/MRA(図Ⅷ-16)。心原性塞栓の診断で,抗凝固療法を行い,NIHSS 1 点で,自宅退院。

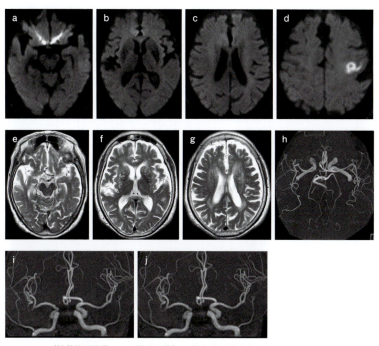

a〜g:MRI(拡散強調画像 & T2 強調画像)で梗塞巣が明瞭化し,h〜j:MRA で描出不良であった左 M3 以降も明瞭化した

図Ⅷ-16 MRI/MRA

Case 5

現病歴：85歳，女性。8:00頃トイレに行こうとして右上下肢のしびれと構音障害を自覚，近医受診後救急搬送。9:46病着

既往歴：高血圧で服薬中（ジルニジピン他）

ISLS ケースマップ　脳梗塞（血栓溶解療法）

救急隊からの第1報		Primary survey（来院より10分以内）A（気道）・B（呼吸）・C（循環）　D（中枢神経）　E（体温）				Secondary survey 25分以内	45分以内	Tertiary survey 60分以内
Right patient Right time Right place		脳神経外科手術，血栓溶解療法，機械的血栓回収療法の準備				情報収集（NIHSS） 脳ヘルニア 徴候を鑑別	専門医の CT読影評価 データ評価	治療方針 決定と準備
	項目	STEP	第1印象					
到着目標			あたりをつけ 周知させる	呼吸循環の安定化			体温の 神経所見 評価	
病院前	検査	ECG（脈/分）	50〜55不整		ショックではない			
50〜53		SpO₂（%）	100		気道異物なし，視診・聴診正常 気道閉塞なし			
100	生理機能	呼吸（/分）	18					
18		血圧（mmHg）	162/84			JCS 2, ECS 2		138/68
155/75		体温（℃）				右半身不全麻痺 瞳孔正常	36.3 →	
CPSS +		血液		血算，生化，凝固他			NIHSS 8	NIHSS 変化なし
F − A + S +		尿		血糖値 120mg/dl		GCS 14(E4V4M6) 右全身不全麻痺 瞳孔正常		右上肢 MMT 3/5 右下肢 MMT 4/5
KPSS 3		12ECG		正常洞調律				
JCS 0	身体所見	X-ray		頭部：異常なし 胸部：異常なし		体温異常 なし		155/76
ECS 1		超音波		胸部：異常なし				
右片麻痺	画像	MRI		実施				早期虚血性変化なし 左中大脳動脈閉塞疑い梗塞
なし		点滴/注射		乳酸リンゲル液 100mL/h →				
なし	処置		自然気道・酸素なし →					エダラボン
上記	情報/書類					既往歴：上記 発症 8:00頃		チェックリスト rt-PA同意書

症例6：70歳，男性

導入： あなたが救急担当をしている20時33分，70歳，男性の受診。

17時頃，散歩中に左足の脱力を自覚，様子をみていたが改善なく，19時頃から口がもつれるため，救急外来を受診。救急外来直接受診のため，CPSS，KPSSは評価せず。

設定： 救急室搬入時，血圧215/103 mmHg，脈拍70/分で整，呼吸16回/分，SpO₂ 97%，体温36.6℃。JCS 0（清明），ECS 1，GCS 15（E4，V5，M6）。瞳孔不同なし（右3 mm，左3 mm），両側対光反射迅速，左不全片麻痺（MMT 5-/V）。NIHSS 2（表Ⅷ-10）。糖尿病で服薬中（グリメピリド，メトホルミン）。飲酒2合/日，禁煙中。

表Ⅷ-10　NIHSS（搬入時）

意識レベル	0
意識レベル―質問	0
意識レベル―命令	0
最良の注視	0
視野	0
顔面麻痺	1
上肢の運動　左	0
右	0
下肢の運動　左	0
右	0
四肢失調	0
感覚	0
最良の言語	0
構音障害	1
消去/注意障害	0
合計	2

質問1：病名は何を考えるか？

誘　導：1）左下肢脱力を自覚；中枢性，脊髄性，その他
　　　　2）発症様式は；突然，発症時刻の同定も
　　　　3）危険因子の把握；糖尿病
　　　　4）神経症状の整理；意識清明，左下肢麻痺，（構音障害？）

質問2：搬入までの経過を整理しよう！

誘　導：1）発症；17:00頃→19:00頃　左下肢脱力→呂律が回らない
　　　　2）病院到着；20:33

質問3：救急室ではじめに行うことは何か？

誘　導：1）脳卒中の鑑別診断と治療をスムーズに行うため；採血や心電図，CT，MRIなど
　　　　2）呼吸循環のアルゴリズムに従う；バイタル安定を確認
　　　　3）神経症状の把握；意識，脳ヘルニア徴候の有無，神経重症度（NIHSS）など
　　　　4）神経症状の変化は；右脱力の進行

質問 4：診断のための検査は？

誘　導： 1） 脳卒中を診断する機器として；CT や MRI
　　　　 2） 優先される機器は；（施設の体制や方針によるが）まずは CT。MRI を優先しても問題ない
　　　　 3） 次に行う検査は；MRI
　　　　 4） CT と MRI の画像での相違点は；CT は早期の出血性脳卒中の診断に，MRI は早期の虚血性脳卒中の診断に有効

質問 5：どのような治療が行われるか？

誘　導：脳梗塞急性期と診断されたが，
　　　　 1） 急性期治療としては；4.5 時間以内なら，rt-PA 静注療法の適応
　　　　 2） 適応は；あるかもしれない
　　　　 3） 発症時間の確認；17 時頃
　　　　 4） 発症から病院到着までの時間は；3 時間 33 分
　　　　 5） NIHSS は；2 点
　　　　 6） 適応の確認；軽症のため，画像診断で判断する

振り返り：

　脳梗塞超急性期の症例。神経重症度は軽症であり，rt-PA 静注療法後 24 時間以内の抗血栓療法は原則，開始できないため，従来の保存的療法；抗血小板療法を選択した。原因検索で内頸動脈起始部に狭窄病変があり，同部位からの塞栓症と診断された。後日，再発予防のための外科的治療が行われた。

専門医の治療：

発症 3 時間 42 分で施行した MRI/MRA（図Ⅷ-17）。

穿通枝梗塞と診断し，保存的加療；抗血小板療法を行い，発症 10 日目には，症状は完全回復。

精査で行った頭部 MRI および頸部 MRA，頸動脈超音波検査（図Ⅷ-18）。

同部位からの A to A 塞栓が疑われた。再発予防として，内頸動脈内膜剝離術（CEA）の適応があるため，『脳卒中治療ガイドライン 2015』[2)]では，「症候性頸動脈

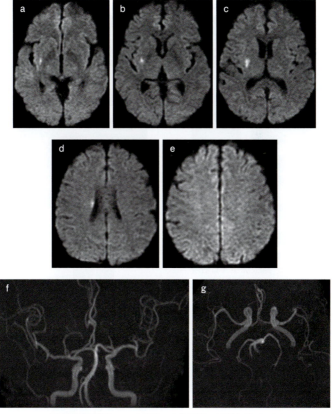

a〜e：MRI（拡散強調画像）で，右被殻から放線冠に新鮮病巣がみられ，f, g：MRA では，主要血管に病変はなかった

図Ⅷ-17　MRI/MRA

中等度狭窄では，抗血小板療法を含む最良の内科的治療に加えて，手術および周術期管理に熟達した術者と施設において頸動脈内膜剝離術を行うことが推奨される（グレード A）」とある。3％以下の低い合併症発生率で治療できるという高い水準をもつ術者と施設が要求されることになる。

　発症 36 日目に手術施行（**図Ⅷ-19**）。
　周術期合併症なく，経過。
　術後施行した頸部 MRA（**図Ⅷ-20**）。
　神経脱落症状なく，自宅退院，社会復帰。

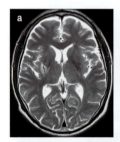
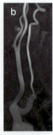
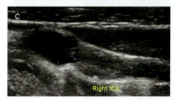

a：MRI（T2 強調画像）で，右基底核に梗塞巣がみられ，b：頸部 MRA では右内頸動脈起始部から中等度の狭窄があり，c：頸動脈超音波で，中等度〜高度狭窄があり，ソフトプラーク，潰瘍形成などが存在した

図Ⅷ-18　MRI/MRA/超音波検査

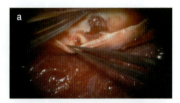
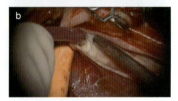

図Ⅷ-19　手術

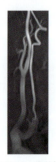

頸部 MRA で，術前指摘された右内頸動脈起始部から中等度の狭窄はなくなった

図Ⅷ-20　MRA

Case 6 ISLSケースマップ 内頭動脈狭窄に起因した脳梗塞（手術）

現病歴：70歳，男性。17:00頃，散歩中に左下肢脱力と呂律障害を自覚しERを受診した。20:33来院

既往歴：糖尿病で服薬中（グリメピリド，メトホルミン）

項目	STEP	Primary survey（来院より10分以内）				Secondary survey 45分以内		Tertiary survey 60分以内
		A（気道）・B（呼吸）・C（循環）		D（中枢神経）	E（体温）			
到達目標	第1印象	あたりをつけ周知させる		呼吸循環の安定化		情報収集 神経所見（NIHSS） CT	治療方針 決定と準備	
					脳神経外科手術，血栓溶解療法，機械的血栓回収療法の準備	専門医のCT読影検査データ評価		
身体所見		重症ではない 気道異物なし，視診・聴診正常 気道閉塞なし	ショックではない		GCS 0, ECS 1 JCS 15 左不全片麻痺 瞳孔正常	体温異常なし 36.6 →	NIHSS 2	NIHSS 変化なし 左 MMT 5/5-
モニター	ECG（脈/分）	70						
	SpO₂（%）	97						
	呼吸（/分）	16						
	血圧（mmHg）	215/103						188/84
	体温（℃）							
検査	血液		血糖値 165mg/dL 血算，生化，凝固他					
	尿							
生理機能	12ECG		正常洞調律					
	超音波							
画像	X-ray							
	CT/MRI						頭部CT実施	早期虚血性変化なし 右ラクナ梗塞
点滴/注射			乳酸リンゲル液 100mL/h →					エダラボン
処置								
情報書類							既往歴：上記 17:00頃発症	脳血管造影同意書 CEA手術同意書

専門チームによる治療（CEA他）

症例7：67歳，男性

導入： あなたが救急担当をしている9時33分，67歳，男性の搬入。

8時50分，発語困難と右上下肢脱力で突然発症。9時7分，救急要請。9時12分，救急隊到着。意識はECS 2で発語なく，右片麻痺であった。搬送中の変化はなかった。CPSS：A；陽性，F；陽性，S；陽性，で陽性。KPSS：C；0-1，M；0-4，V；2，合計7点。

設定： 救急室搬入時，血圧165/80 mmHg，脈拍80/分で不整，呼吸13回/分。ECS 2，GCS 11（E4，V1，M6）。自発語なく運動性失語あり。瞳孔不同なし（径3.5 mm），両側対光反射迅速。右片麻痺と右半身の感覚障害を認めた。NIHSS 16（表Ⅷ-11）。心房細動あるも，1カ月前から内服を自己中断。

表Ⅷ-11　NIHSS（搬入時）

意識レベル		0
意識レベル―質問		2
意識レベル―命令		0
最良の注視		0
視野		0
顔面麻痺		2
上肢の運動	左	0
	右	4
下肢の運動	左	0
	右	3
四肢失調		0
感覚		1
最良の言語		2
構音障害		2
消去/注意障害		0
合計		16

質問1：救急隊到着まで準備することは何か？

誘　導：1）CPSS，KPSSの把握；CPSSは陽性，KPSSは7点
　　　　2）救急外来での準備；スタッフ召集，情報の共有，モニター類，輸液セット，気道管理セット，血液検査，CT室への連絡など
　　　　3）全身管理，脳卒中の診断と治療を円滑に行うために；初期診療手順の確認

質問2：搬入までの経過を整理しよう！

誘　導：1）発症；8:50　突然の言語障害と右上下肢脱力
　　　　2）妻がすぐに救急要請；9:07
　　　　3）救急隊到着；9:12　意識はECS 2
　　　　4）救急外来到着；9:33

質問3：病名は何を考えるか？

誘　導：1）神経脱落症状がある；中枢性の疾患
　　　　2）突然発症；脳卒中が疑わしい
　　　　3）基礎疾患の把握と症状の整理
　　　　　基礎疾患；心房細動

　　　　頭蓋内圧亢進症状，髄膜刺激症状；なし
　　　　左大脳半球の症状；運動性失語，右片麻痺，右感覚障害
　　4）心原性脳塞栓による左脳梗塞が疑わしい

質問4：発症時刻が明らかで，発症から43分後に搬入された脳梗塞の可能性が高い。この症例では，治療として何を第一に検討するか？

誘　導：1）rt-PA静注による血栓溶解療法

質問5：rt-PA静注を目指して行う検査は？

誘　導：1）採血検査
　　　　2）画像診断はCT
　　　　3）チェックリストに従った項目

●その後の経過1：

　9時52分のCTでは出血なく，early CT signも認めなかった（図Ⅷ-21a）。NIHSSは16点。10時5分，SCU入室。治療法の説明により同意が得られた（インフォームドコンセント）。しかし，血圧が196/104 mmHgであった。

質問6：rt-PA静注前に血圧が高ければどうする？

誘　導：1）脳梗塞急性期の血圧管理：血栓溶解療法適応例では，収縮期血圧＞185 mmHgまたは拡張期血圧＞110 mmHgの場合に，静脈投与による降圧療法を行う。実際には，短時間作用性で用量調節しやすい注射薬（ニカルジピン注，塩酸ジルチアゼム注など）が，止血が完成していると考えられる場合にしばしば用いられる。
　　　　　血栓溶解療法非適応例では，収縮期血圧＞220 mmHgまたは拡張期

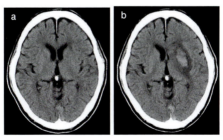

a：初回，b：血栓溶解療法後
図Ⅷ-21　頭部CT

血圧＞120 mmHg 持続例や，大動脈解離・急性心筋梗塞・心不全・腎不全などを合併している場合に限り，慎重に降圧する（グレード C1，『脳卒中治療ガイドライン 2015』[2]）。降圧薬選択に関する高度のエビデンスは乏しいが，脳血管拡張作用がある薬剤は頭蓋内圧亢進をきたし得るため，慎重を要する。出血性脳梗塞例では降圧開始の閾値を少し下げることも考慮するが，十分なエビデンスはない。血行力学性機序による例では，原則として降圧やベッド挙上を避ける。

● その後の経過 2：

ニカルジピン 1 mg の静注で血圧が 156/78 mmHg に降圧できた。10 時 15 分から rt-PA の静注を開始した。体重 69 kg で rt-PA40 mℓ（41.4 mg）を，シリンジポンプを用いて 10％を急速静注し，残りを 1 時間で静注した。

振り返り：

1）脳梗塞急性期の静注血栓溶解療法の理解。
2）血圧が高いときの処置。

専門医の治療：

投与 24 時間後の CT では左基底核領域の出血性梗塞の所見であった（図Ⅷ-21b）。しかし，症状は著明な改善傾向を示し 3 カ月後の mRS は 1 であった。

Case 7　ISLS ケースマップ　脳梗塞（血栓溶解療法）

現病歴：67歳、男性。8：50発症、発語困難・右上下肢脱力　9：33病着。胸痛、背部痛、腰痛なし

既往歴：心房細動あるも内服を自己中断。

救急隊からの第1報

項目	
Right patient	病院前
Right time	到達目標
Right place	
80 不整	ECG（脈）（/分）
97	SpO₂（%）
12	呼吸（/分）
186/98	血圧（mmHg）
36	体温（℃）
発語なし JCS I 桁 右 CPSS（+）	
なし	
妻同乗	

ISLS ケースマップ（来院より10分以内）

STEP	Primary survey				Secondary survey			Tertiary survey
	第1印象	A（気道）・B（呼吸）・C（循環）	D（中枢神経）	E（体温）				
	あたりをつけ周知させる	呼吸循環の安定化	脳ヘルニア微候を鑑別		情報収集 専門的CT 頭部検査データ評価	CT読影所見（NIHSS）	治療方針決定と準備	神経症状の急激な改善 血圧が高い
病院前 到達目標			25分以内		45分以内		60分以内	
身体所見	80 不整	気道異物なし、視診：聴診：打診：触診正常 気道狭窄なし（ではない）	GCS ではない ショックでは 脈不整 右片麻痺 瞳孔正常	体温異常なし	NIHSS 16			NIHSS 16
	98	嘔吐なし	GCS 3、E4V1M6 JCS3、E0S 2	36.2				神経症状的な改善 発症3時間以内 血圧安定
	13	喀血なし	血圧左右差なし 196/104					
	165/80	心房細動						
検査	血液	一般血液検査 腸音 BS 105mg/㎗			PT/INR 1.3、APTT正常範囲、 ALT/AST 22/30、Lp 22 血尿なし（導尿カテ留置）	WBC 6,500、Hb 13.5、PLT 24万 AMY 45、Cr 0.9、BUN 12		156/78
	12-ECG	心房細動						
生理機能	超音波	胸部X線正常						
画像	X-ray							
	CT/MRI				頭部CT実施	頭蓋内出血なし 広範な早期虚血微候なし	頭部・胸腹部エコー正常	
処置	点滴注射	乳酸リンゲル液 100mℓ/h					ジルチアゼム10mgまたは ニカルジピン2mg 静注	
情報・書類	なし				既往歴：上記 8：50発症			rt-PA 同意書

VIII　代表的なシナリオ　185

症例8：69歳，男性

導入： あなたが救急担当をしている13時18分，69歳，男性の搬入。

10時30分，ミニテニス中に左側に転倒し，意識を失っていたため，救急車にて総合病院に搬送された（意識はJCS 2，左麻痺，瞳孔不同なし）。11時30分にCTが施行され脳出血の診断で，家族より転院の希望あり，転院搬送のため救急要請。12時57分，救急隊到着時の意識は，JCS 2，左片麻痺で，血圧173/88 mmHg，脈拍73/分で整，呼吸14回/分，SpO₂ 95%，体温不明。血管を確保し，制吐薬（メトクロプラミド）静注し，止血薬（カルバゾクロム，トラネキサム酸）とジルチアゼム持続注を行い，搬送。転院搬送のため，CPSS，KPSSの評価なし。

設定： 救急室搬入時，血圧182/86 mmHg，脈拍70/分で整，呼吸14回/分，SpO₂ 95%，体温36.5℃。JCS 10，ECS 10，GCS 9（E3, V1, M5）。瞳孔不同なし（右3 mm，左3 mm），両側対光反射迅速，左不全麻痺（MMT 2/V）。高血圧，糖尿病で服薬中（ロサルタン，グリメピリド，メトホルミン，アスピリン）。飲酒は機会飲酒，喫煙なし。

参考：NIHSS（搬入時）

意識レベル		1
意識レベル―質問		2
意識レベル―命令		2
最良の注視		2
視野		0
顔面麻痺		2
上肢の運動	左	3
	右	0
下肢の運動	左	3
	右	0
四肢失調		0
感覚		2
最良の言語		0
構音障害		2
消去/注意障害		1
合計		20

質問1：救急車が病院に到着するまで（30分），準備することは何か？

誘　導： 1） 救急室内の準備；情報共有，モニター類，輸液，気道管理の道具など
　　　　 2） 脳卒中の鑑別診断と治療をスムーズに行うため；採血や心電図，CT，MRIなど

質問2：搬入までの経過を整理しよう！

誘　導： 1） 発症；10:30　左に転倒，意識消失→救急車にて総合病院搬送され，CTで脳出血の診断
　　　　 2） 総合病院から転院搬送依頼の救急要請；12:50
　　　　 3） 救急隊到着；12:57　意識はJCS 2，左片麻痺
　　　　 4） 病院到着；13:18

質問3：救急室ではじめに行うことは何か？

誘　導： 1） 呼吸循環のアルゴリズムに従う；バイタル安定を確認

2）神経症状の把握；意識，脳ヘルニア徴候の有無，神経重症度（NIHSS）など
3）意識障害の進行を認める；血腫の増大を示唆
4）血圧管理については；急性期の血圧管理には明らかなRCTによるエビデンスはないため，施設の方針に委ねることが大きい。『脳卒中治療ガイドライン2015』[2]では，「できるだけ早期に収縮期血圧140 mmHg未満に降下させ，7日間維持することを考慮してもよい（グレードC1)」としている。
5）治療薬の選択は；『脳卒中治療ガイドライン2015』[2]では，Ca拮抗薬，硝酸薬の微量点滴静注が勧められる（グレードB）。Ca拮抗薬のうち，ニカルジピンを適切に用いた降圧療法を考慮してもよい（グレードC1）。可能であれば，早期にCa拮抗薬，アンジオテンシン交換酵素（ACE）阻害薬，アンジオテンシン受容体拮抗薬（ARB），利尿薬を用いた経口治療へ切り替えることを考慮してもよい（グレードC1）とされている。今回のガイドラインから具体的な降圧目標と具体的な薬剤としてニカルジピンがあげられた。

質問4：診断のための検査は？

誘　導：1）出血性脳卒中を診断する機器として；CT
2）CT施行時の着目点は；血腫の大きさ
3）MRIを施行する必要性は；バイタルが安定しているなら，T2*強調画像で多部位の出血病変存在の有無やMRAで異常血管などの有無を確認

質問5：どのような初期治療が行われるか？

誘　導：脳出血急性期と診断されたが，
1）急性期治療としては；保存的療法，外科的適応
2）手術の適応は；意識障害の進行，血腫量などによる。『脳卒中治療ガイドライン2015』[2]では「被殻出血：神経学的所見が中等症，血腫量が31 mL以上でかつ血腫による圧迫所見が高度な被殻出血では手術の適応を考慮してもよい（グレードC1）。とくに，JCSで20～30程度の意識障害を伴う場合は，定位的脳内血腫除去手術が勧められる（グレードB）」としており，生命および機能予後に改善を認めるRCTもある。
3）方法は；開頭血腫除去術，定位的脳内血腫除去術，神経内視鏡手術

振り返り：

脳出血急性期の症例。転院搬送で，意識障害が進行していたため，CTで血腫の

増大によるものと判断して，手術適応になった。救急室での血圧管理を含めたバイタルの安定化が必要である。

専門医の治療：

前医のCT（図Ⅷ-22a）。
発症3時間10分で施行されたCT，MRI/MRA（図Ⅷ-22b〜d，転院直後）。
診察時，意識はECS 10で，ジルチアゼム持続の注入量を増やし，降圧しながらSCUに入室したところ，ECS 100 Wで悪化したため，緊急開頭血腫除去術施行。
術直後のCT（図Ⅷ-23）。
術後14日で施行したCT（図Ⅷ-24）。
NIHSS 4で，回復期リハビリテーション病院に転院。

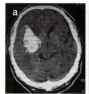 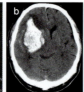 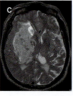 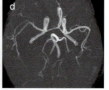

a：前医のCTで右被殻出血があるが，右から左に正中偏位を呈している，b：CTで右シルビウス裂にくも膜下出血を伴った被殻出血（血腫量100mℓ）で，右から左への正中偏位を呈し，c：MRI（T2*強調画像）でも同様の血腫で他に微小出血はなく，d：MRAでは動静脈奇形を含めた血管異常はみられなかった

図Ⅷ-22　CT/MRI/MRA

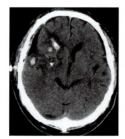 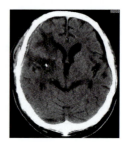

CTで血腫はほぼ除去され，正中偏位も改善し，右被殻部に血管クリップがみられる

図Ⅷ-23　CT

CTで血腫は吸収され，正中偏位はほとんどない

図Ⅷ-24　CT

Case 8　ISLS ケースマップ　高血圧性脳出血（手術）

現病歴：69歳、男性。10:30、ミニデニス中に左側に転倒し意識消失。近医で右片麻痺、見当識障害、CTで脳出血を指摘され転送。13:18病着

既往歴：高血圧、糖尿病で服薬中（ロサルタン、グリメピリド、メトホルミン、アスピリン）

	救急隊からの第1報	病院前	項目	STEP	第1印象	Primary survey (来院より10分以内)				Secondary survey			Tertiary survey	
						A（気道）・B（呼吸）・C（循環）	D（中枢神経）	E（体温）		45分以内		60分以内		
	Right patient Right time Right place		到達目標		あたりをつけ周知させる	呼吸循環の安定化	脳神経外科手術、血栓溶解療法、機械的血栓回収療法の準備			情報収集 神経所見（NIHSS） CT	専門医の読影検査 体温の評価	治療方針決定と準備		専門チームによる治療（他）
	73 95 14 173/88		モニター	ECG（脈/分） SpO₂（%） 呼吸（分） 血圧（mmHg） 体温（℃）	70 95 14 182/86	99					36.3		138/68 155/76	
	Right 片麻痺		身体所見			気道異物なし．視診・聴診正常 気道閉塞なし	ショックではない	GCS9 [E3V1M5] 体温異常 JCS 10, ECS 10　なし 右不全片麻痺 瞳孔正常		意識レベル低下傾向 左MMT 2/V 外傷痕なし	異常所見なし	右被殻出血・正中偏移あり CTと同所見		
	JCS 2 ECS 2 左片麻痺		検査	血液			血算、生化、凝固他 血糖値 160mg/dL							
				尿										
				12ECG			正常洞調律							
			生理機能	超音波			頸部・胸腹部：異常なし							
			画像	X-ray			胸部：異常なし							
				CT						頭部CT実施				
				MRI										
	乳酸リンゲル液		点滴/注射		乳酸リンゲル液60ml/h →							→		
	O₂マスク4L/分		処置		O₂マスク4L/分 →							シルブナセム		手術同意書 開頭血腫除去術
	上記		情報書類							既往歴：上記 発症10:30				

VIII 代表的なシナリオ

症例9：77歳，男性

導入： あなたが救急担当をしている21時35分，77歳，男性の搬入。

19時頃，5〜6回の嘔吐をした。その後，呂律が回っていないことを自覚，かかりつけ医に往診依頼。診察で脳卒中が疑われたため，20時54分に，救急要請。20時57分，救急隊到着時の意識はJCS 0（清明），ECS 1，明らかな麻痺なしで，血圧165/106 mmHg，脈拍82/分で整，呼吸18回/分，SpO₂ 79%（酸素マスク3ℓ投与後100%），体温不明で搬送。医師搬送指示のため，CPSS，KPSSの評価なし。

設定： 救急室搬入時，血圧185/100 mmHg，脈拍110/分で整，呼吸17回/分，SpO₂ 95%，体温36.3℃。JCS 10，ECS 10，GCS 10（E3，V2，M5）。瞳孔不同なし（右3 mm，左3 mm），両側対光反射迅速，右完全片麻痺（MMT 0/V）。NIHSS 21（表Ⅷ-12）。高血圧性脳出血（24年前），脳梗塞（2年前）で服薬中（クロピドグレル，整腸薬ほか）。飲酒，喫煙なし。

表Ⅷ-12　NIHSS（搬入時）

項目	
意識レベル	1
意識レベル―質問	2
意識レベル―命令	1
最良の注視	1
視野	0
顔面麻痺	1
上肢の運動　左	0
右	4
下肢の運動　左	0
右	4
四肢失調	2
感覚	0
最良の言語	3
構音障害	2
消去/注意障害	0
合計	21

質問1：救急隊到着まで準備することは何か？
誘　導：1）救急室内の準備；情報共有，モニター類，輸液，気道管理の道具など
　　　　2）脳卒中の鑑別診断と治療をスムーズに行うため；採血や心電図，CT，MRIなど

質問2：搬入までの経過を整理しよう！
誘　導：1）発症；19:00頃　嘔吐，呂律が回らない
　　　　2）かかりつけ医から脳卒中を疑い，救急要請；20:54
　　　　3）救急隊到着；20:57　意識はJCS 0（清明），明らかな麻痺なし
　　　　4）病院到着；21:35

質問3：救急室ではじめに行うことは何か？
誘　導：1）呼吸循環のアルゴリズムに従う；バイタル安定を確認
　　　　2）神経症状の把握；意識，脳ヘルニア徴候の有無，神経重症度（NIHSS）など
　　　　3）血圧管理については；p.187，症例8質問3の誘導4）参照
　　　　4）治療薬の選択は；p.187，症例8質問3の誘導5）参照

質問4：病名は何を考えるか？

誘　導：1）構音障害で発症；中枢性（左小脳）
　　　　2）構音障害の種類は；麻痺性，失調性
　　　　3）神経症状発症前の嘔吐の原因は；頭蓋内圧亢進，髄膜刺激症状
　　　　4）発症様式は；突然，段階的に悪化，発症時刻の同定も（※発見時刻と発症時刻の違い）
　　　　5）危険因子の把握；2回の脳卒中の既往；出血，梗塞
　　　　6）神経症状の整理；右完全片麻痺

質問5：診断のための検査は？

誘　導：1）最初に脳卒中を診断する機器として；CT，（施設によっては）MRI/MRA
　　　　2）CT施行時の着目点は；血腫の部位と大きさ（血腫量），脳幹圧迫の所見
　　　　3）MRIを施行する必要性は；バイタルが安定しているなら，T2*強調画像で多部位の出血病変存在の有無やMRAで異常血管などの有無を確認

質問6：どのような初期治療が行われるか？

誘　導：脳出血急性期と診断されたが，
　　　　1）急性期治療としては；保存的療法，外科的適応
　　　　2）手術の適応は；血腫の部位と大きさ（血腫量）による。『脳卒中治療ガイドライン2015』[2]では「小脳出血：最大径が3 cm以上の小脳出血で神経学的症候が増悪している場合，または小脳出血が脳幹を圧迫し脳室閉塞による水頭症をきたしている場合は，手術の適応となる（グレードC1）」で，AHA/ASAのガイドラインでも推奨されている
　　　　3）方法は；開頭血腫除去術

▶振り返り：

緊急開頭術適応のある症例で，時間的制約がある。

専門医の治療：

1 時間 49 分で施行した CT（図Ⅷ-25）。

最大径 4 cm の血腫で，抗血小板薬服用中のため，外科的治療の適応と判断し，血圧管理（収縮期血圧 120 mmHg 以下）をペルジピン持続静注で行い，入院 2 時間 52 分で，開頭血腫除去術と左後角より脳室ドレナージ術施行。

術直後に施行した CT（図Ⅷ-26）。

血圧管理など保存的療法を行うも，3 回目の脳卒中のため，ADL 低下し，NIHSS 14 点で，胃瘻増設のため，転院。

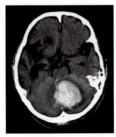

CT で，左小脳半球に高吸収域がみられ，脳幹を圧迫している。急性水頭症は不明

図Ⅷ-25　CT

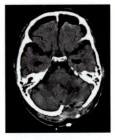

CT で，血腫は除去され，第 4 脳室も確認できる

図Ⅷ-26　CT

Case 9 ISLSケースマップ 高血圧性脳出血(手術)

現病歴：77歳、男性。19:00嘔吐後に呂律が回らなくなり、かかりつけ医が往診し、脳卒中経由して救急搬送。21:35病着

救急隊からの第１報

既往歴：高血圧性脳出血、脳梗塞で服薬中（クロピドグレル、整腸薬）

	項目	STEP	第1印象	Primary survey (来院より10分以内)				Secondary survey	Tertiary survey
				A (気道)・B (呼吸)・C (循環)	D (中枢神経)		E (体温)		
病院前	到着目標		あたりをつけ周知させる	呼吸循環の安定化	脳神経外科手術、血栓溶解療法、機械的血栓回収療法の準備			45分以内	60分以内
Right patient / Right time / Right place					脳ヘルニア徴候を確認	25分以内		情報収集 神経所見 (NIHSS) CT	治療方針決定と準備
								専門医のCT読影検査データ評価	
79 → 100									
18	モニター								
165/106									
82				110					
				95 98					
		ECG(脈/分)		17	GCS 10(E3V2M5)	体温異常なし		意識レベル変化なし	
	検査	SpO₂ (%)		185/100	JCS 10、ECS 10		36.3	左 MMT 0/5	
		呼吸 (/分)			なし		→	NIHSS 21	
JCS 0		血圧 (mmHg)			右片麻痺				
ECS 1		体温 (℃)			瞳孔正常				
明らかな麻痺なし	身体所見		重症ではない	気道異物なし、視診・聴診正常 気道閉塞なし	ショックではない 正常洞調律			異常所見なし	
								頭部CT実施	
		血液			血算、生化、凝固他			150/95	
		12ECG			正常洞調律			左小脳出血・脳幹圧迫	154/90
		生理機能			頸部：異常なし				
		超音波			胸部：異常なし				
	画像	X-ray			頭部・胸腹部：異常なし				
		CT							
		MRI							
なし	点滴/注射			O₂マスク4ℓ/分 →	乳酸リンゲル液60mℓ/h			ニカルジピン →	
O₂マスク3ℓ/分	処置								手術同意書 開頭血腫除去術
上記	情報書類							既往歴：上記 19:00頃発症	

Ⅷ 代表的なシナリオ 193

症例10：38歳，男性

導入： あなたが救急担当をしている10時12分，38歳，男性の搬入。

9時30分頃，会社で会議中に気分不快の後意識消失し，机の上に伏した。呼びかけても返事がなかったため，9時34分に同僚が救急要請。9時42分，救急隊到着。接触時，傷病者は床に仰臥位で寝かされていた。血圧112/68 mmHg，脈拍58/分で整，SpO_2 98％。体温36.2℃で搬送。搬送中はとくに変化はなかった。意識はJCS10で瞳孔異常なく，CPSS：F；陰性，A；陽性，S；陽性，で陽性，KPSS：C；1-1，M；0-2，V；1で合計5点。

設定： 救急室搬入時，血圧146/92 mmHg，脈拍64/分整，呼吸14回/分。ECS 10，GCS 13（E3，V4，M6）。瞳孔（右3.5 mm 左3.5 mm），対光反射正常。NIHSS 9（表Ⅷ-13）。高血圧を指摘されたことがあるも放置。

表Ⅷ-13　NIHSS（搬入時）

意識レベル		1
意識レベル―質問		1
意識レベル―命令		0
最良の注視		0
視野		0
顔面麻痺		1
上肢の運動	左	2
	右	0
下肢の運動	左	2
	右	0
四肢失調		0
感覚		0
最良の言語		0
構音障害		1
消去／注意障害		1
合計		9

質問1：救急隊到着後の緊急対応は？
誘　導：1）重症度は？；JCS 10で左片麻痺，バイタルは安定している。気道確保の必要性はなさそう。酸素は継続して経鼻カニューレで行う

質問2：搬入までの経過を整理しよう！
誘　導：1）発症；9:30頃　気分不快の後意識消失
　　　　2）同僚が救急要請；9:34
　　　　3）救急隊到着；9:42
　　　　4）救急外来到着；10:12

質問3：病名は何を考えるか？
誘　導：1）神経症状は？；気分不快に続いて意識消失
　　　　2）原因として考えられるもの；突然発症，意識消失後徐々に意識回復，などから脳卒中のほか，失神やてんかんなどによる一過性意識消失発作が考えられる

質問4：脳梗塞患者を診たときに見落としてはいけない怖い病態の一つは？
誘　導：1）大動脈解離；大動脈解離の結果として脳梗塞を合併することがある。

多くは右内頸動脈に生じて左片麻痺を呈する
2）大動脈解離を疑ったときにまず行うことは？；以下を確認する
・身体所見；血圧の左右差，聴診での心雑音
・胸部 X 線；上縦隔開大，大動脈壁の内膜石灰化の内側偏位，apical cap
・超音波検査　心臓；心嚢液貯留，大動脈弁閉鎖不全，頸部；総頸動脈解離
3）大動脈解離の確定診断に行う検査は？
・胸腹部造影 CT

●その後の経過：頭部 CT（図Ⅷ-27）で脳実質の異常を認めず，いったんは rt-PA 候補となったが，胸部 X 線/超音波検査/CT（図Ⅷ-28）の結果 Stanford A 型の大動脈解離であることが明らかとなった。

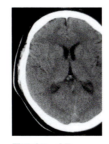

初回頭部 CT。脳には明らかな異常を認めない

図Ⅷ-27　CT

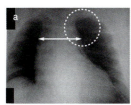
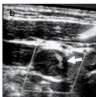
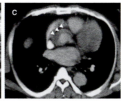

a：胸部 X 線。上縦隔の開大（↔）と左 apical cap（○）が認められる，b：右総頸動脈超音波検査。血栓化した総頸動脈に，一部血流が認められる（⇦），c：胸部造影 CT。上行大動脈の解離（▽▽▽）が認められる

図Ⅷ-28　胸部 X 線/超音波検査/CT

振り返り：

1) 問診で胸背部痛の有無を確認
   本症例では、失神により来院時 GCS が E3V4M6 で見当識障害を伴っていたため、胸背部痛は確認できなかった。
2) 脳梗塞患者に対するルーチンワークとして、
   両側上肢の血圧測定、胸部 X 線で大動脈開大の有無を確認
3) 可能性が高ければ造影胸部 CT
   『脳卒中治療ガイドライン 2015』[2)]によれば「急性大動脈解離の約 6～32％に脳梗塞が合併し、胸痛や背部痛のない大動脈解離は 5～15％で、神経学的症状を呈する例は 10～55％に及ぶ。大動脈解離による脳梗塞は、解離腔の頸動脈への波及や、壁在血栓の脳動脈への塞栓が原因とされる。アルテプラーゼ静注療法の適応を検討する際は、四肢の脈拍触知を確認し、胸部 X 線写真の撮影を施行することが望ましい。血圧低値、血圧の左右差、縦隔拡大などで積極的に動脈解離を疑う必要がある。また、これらの所見がない例も存在するため、頸動脈エコーを実施することが望ましい。確定診断は造影胸部 CT である（Ⅳ：専門家の報告・意見・経験）」。

専門医の治療：

心臓血管外科により緊急手術（大動脈置換術）が施行された。

Case 10 ISLSケースマップ 脳梗塞 胸部大動脈解離に続発

現病歴：38歳、男性。会社の会議中に気分不快を訴えた後、意識消失し机の上に伏せた。10:12病着
既往歴他：高血圧を指摘されていたが放置

救急隊からの第1報

病院前

項目	
Right patient	58
Right time	98
	14
	112/68
	36.2
Right place	到着目標 あたりをつけ周知させる / 呼吸循環の安定化 / 脳神経外科手術、血栓溶解療法、機械的血栓回収療法の準備
JCS 10 瞳孔正常 CPSS +	
F —	
A +	
S +	
KPSS 5点 C：1-1 M：0-2 V：1	
なし	
鼻カニューレ2ℓ/分 仰臥位	
上記	

来院後の経過

STEP	第1印象	Primary survey（来院より10分以内）				Secondary survey		Tertiary survey
		A（気道）・B（呼吸）・C（循環）		D（中枢神経）	E（体温）		45分以内	60分以内
到着目標	あたりをつけ周知させる	呼吸循環の安定化		脳ヘルニア徴候を鑑別	体温の評価	25分以内 情報収集 神経所見（NIHSS） CT 専門医の CT読影検査 データ計測	治療方針の決定と準備	
身体所見	意識に異常あり	気道狭窄なし 両側胸郭の動き正常 規則で呼吸音正常	皮膚やや蒼白 冷汗あり	GCS13（E3V4M6）JCS 10 瞳孔正常 左不全片麻痺	体温異常なし 35.6	神経所見 NIHSS 9, MMT左2/V	NIHSS変化なし 身体所見異常を認めず 背部痛の訴えあり	右 172/94 左 110/58
検査								
血液			一般採血				出血なし 早期虚血所見なし	
生理 12-ECG 超音波		胸部：心陰影拡大疑い	正常洞調律				大動脈逆流・心嚢液 胸部縦隔開大 胸部造影CT 大動脈解離 Stanford A型	
機能 尿								
画像 X-ray CT/MRI					頭部CT実施			
処置								
点滴/注射		乳酸リンゲル液 100mℓ/h →					60mℓ/h ジルチアゼム →	血栓溶解療法中止 心臓血管外科により緊急手術説明
鼻カニューレ2ℓ/分 仰臥位								
情報書類						病歴より失神が疑われる	大動脈解離・心嚢液 上縦隔開大 胸部造影CT 大動脈解離 Stanford A型	専門チームによる治療（緊急手術他）

症例 11：60歳，女性

導入： あなたが救急担当をしている 17 時 50 分，60 歳女性の受診。

15 時 30 分頃，車内で右頬がピリピリとなり，ふらつくため気分不快になり，かかりつけ医を受診。血圧 152/96 mmHg で，いつもの受け答えと違い軽度の意識障害があるため，紹介受診。救急搬送なく，CPSS，KPSS の評価なし。

設定： 救急室受診時，血圧 172/87 mmHg，脈拍 80/分で整，呼吸 22 回/分，SpO$_2$ 98%，体温 36.5℃。JCS 2, ECS 2, GCS 14（E4, V4, M6）。瞳孔不同なし（右 3 mm，左 3 mm），両側対光反射迅速，左不全麻痺（MMT 4/V）。NIHSS 5（表Ⅷ-14）。高血圧，脂質異常症で服薬中（カンデサルタン・アムロジピン）。飲酒 1 合/日，喫煙なし。母親に脳出血（詳細不明）の既往。

表Ⅷ-14　NIHSS（搬入時）

意識レベル		0
意識レベル—質問		2
意識レベル—命令		0
最良の注視		0
視野		0
顔面麻痺		0
上肢の運動	左	1
	右	0
下肢の運動	左	1
	右	0
四肢失調		0
感覚		0
最良の言語		0
構音障害		0
消去/注意障害		1
合計		5

質問 1：患者が病院に到着まで準備することは何か？

誘　導： 1）緊急性は；車内で右顔面違和感とふらつき，主治医の見立てなど
　　　　 2）救急室内の準備；情報共有，検査の準備など
　　　　 3）脳卒中の鑑別診断と治療をスムーズに行うため；採血や心電図，CT，MRI など

質問 2：搬入までの経過を整理しよう！

誘　導： 1）発症；15:30　右頬の異常感覚，ふらつき
　　　　 2）かかりつけ医から脳卒中を疑い，紹介受診
　　　　 3）病院到着；17:50

質問 3：救急室ではじめに行うことは何か？

誘　導： 1）呼吸循環のアルゴリズムに従う；バイタル安定を確認
　　　　 2）神経症状の把握；意識，脳ヘルニア徴候の有無，神経重症度（NIHSS）など
　　　　 3）意識障害の進行は；ある？　脳梗塞＞脳出血か？
　　　　 4）血圧管理については；急性期の管理には明らかな RCT によるエビデンスはないので施設によるものがある。『脳卒中治療ガイドライン

2015』[2)]では「再発予防のためには，十分な鎮痛，鎮静，降圧が望ましい（グレード C1)」を推奨して，積極的に降圧薬を投与するとしているが，再出血例の多くは収縮期血圧が 120〜140 mmHg であったとの報告はあるものの，具体的な血圧管理目標や治療薬は明記していない。さらに，『科学的根拠に基づくくも膜下出血診療ガイドライン第 2 版』[3)]では，「再出血予防のためには，十分な鎮痛，鎮静が必要であり，積極的な降圧剤投与が必要である（グレード A)」とされているが，上記ガイドラインと同様，具体的な血圧管理目標や治療薬は明記していない。血圧管理は収縮期血圧 120〜140 mmHg 未満になるように，Ca 拮抗薬を用いて行っている施設もある

5) くも膜下出血で急性期治療を困難にする病態は：たこつぼ心筋症，中枢性肺水腫

質問 4：診断のための検査は？

誘　導： 1) 最初に脳卒中を診断する機器として；CT,（施設によっては）MRI/MRA
2) CT 施行時の着目点は；出血性脳卒中の有無
3) MRI を施行する必要性は；バイタルが安定しているなら，T2*強調画像で多部位の出血病変存在の有無や MRA で異常血管などの有無を確認
4) 出血源検索のために行われる検査は；3D-CTA，脳血管撮影など

質問 5：病名は何を考えるか？

誘　導： 1) 右顔面の感覚障害で発症；中枢性（左大脳半球）
2) 発症様式は；突然，段階的な悪化？　発症時刻の同定も（※発見時刻と発症時刻の違い）
3) 危険因子の把握；高血圧，脂質異常症
4) 神経症状の整理；見当識障害，左不全麻痺

質問 6：どのような初期治療が行われるか？

誘　導：くも膜下出血と診断されたが，
1) 急性期治療としては；外科的適応。『脳卒中治療ガイドライン 2015』[2)]では，脳動脈瘤破裂によるくも膜下出血に対し，迅速で的確な診断と専門医による治療をグレード A で推奨している
2) その種類は；開頭動脈瘤ネッククリッピング術，コイルによる瘤内塞栓術。『脳卒中治療ガイドライン 2015』[2)]では，破裂脳動脈瘤では再出血の予防のため，開頭による外科的治療あるいは開頭を要しない血管内治療をグレード A で推奨している。さらに重症でない例（重症度分

類のGrade I～Ⅲ）では，年齢，全身合併症，治療の難度などの制約がない限り，早期（発症72時間以内）の再出血予防処置をグレードBで推奨している

3）今回の手術の方法は：右中大脳動脈瘤が破裂したことによる右側頭葉出血のため，開頭動脈瘤ネッククリッピング術，血腫除去術

振り返り：

破裂脳動脈瘤の症例。神経症状に重症感がなく，また，典型的な「突然の激しい頭痛，嘔気/嘔吐」もなかったが，血腫の部位から破裂脳動脈瘤が疑われ，診断に至った。診断するまでは慎重に診る必要がある。

専門医の治療：

発症2時間37分で施行したCT，MRA，3D-CTA（図Ⅷ-29）。

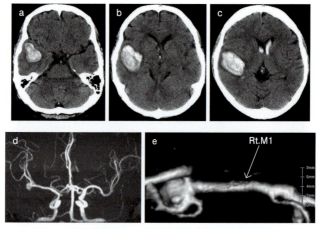

a～c：CTで，右側頭葉尖端部から広がる血腫に伴う脳室穿破と，くも膜下出血があり，d：MRAでは，右中大脳動脈瘤（M1-2）がみられ，e：3D-CTAでも同様の所見であった

図Ⅷ-29　CT/MRA/3D-CTA

破裂右中大脳動脈瘤（M1-2）と診断し，WFNS 分類 grade Ⅲ（p.118，表Ⅴ-11 参照）で，開頭動脈瘤ネッククリッピング術，血腫除去術を施行。経過中は，脳血管攣縮や正常圧水頭症の症状なく，術後 20 日で施行した CT/3D-CTA（図Ⅷ-30）。

入院 37 日目に，神経脱落症状なく，独歩退院。

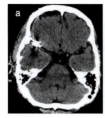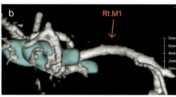

a：CT で，動脈瘤をクリッピングしたクリップがみられ，b：3D-CTA では完全にクリップされていた

図Ⅷ-30　CT/3D-CTA

Case 11

現病歴: 60歳、女性。15:30頃、車内で右頭部違和感とふらつきでかかりつけ医受診、軽度意識障害で、紹介された。17:50救急外来受診

既往歴: 高血圧、脂質異常症で服薬中（カンデサルタン、アムロジピン）

ISLS ケーススマップ　破裂脳動脈瘤による脳内血腫（手術）

項目		STEP	第1印象	Primary survey（来院より10分以内）					Secondary survey			Tertiary survey	
				A（気道）・B（呼吸）・C（循環）			D（中枢神経）	E（体温）	25分以内	45分以内		60分以内	
到達目標			あたりをつけ周知させる	呼吸循環の安定化			脳ヘルニア徴候を鑑別	体温の評価	情報収集 神経所見（NIHSS） CT	専門医のCT読影検査 データ評価		治療方針決定と準備	
モニター	ECG（脈/分）		80	気道異物なし・視診・聴診正常 気道閉塞なし 打診・触診正常			ショックではない 正常洞調律 左右全ての麻痺 瞳孔正常	体温異常なし					
	SpO₂（%）		98										
	呼吸（/分）		22										
	血圧（mmHg）		172/87									161/92	
	体温（℃）							36.5					
身体所見													
検査	血液				血算、生化、凝固他								
	尿												
	12誘導ECG				正常洞調律								
	超音波												
生理機能									GCS 14（E4V4M6）JCS 2、ECS 2	NIHSS 5	NIHSS 変化なし 左 MMT 4/V	WFNS Gr III	
画像	X-ray				胸部：異常なし								
	CT									実施	右側頭葉出血 右中大脳動脈瘤 実施	造影CT同意書	
	MRI												
点滴/注射					乳酸リンゲル液 60mL/h →						フルニトラゼパム ニカルジピン		
処置				自然気道・酸素なし →									
情報書類										既往歴：上記 15:30頃発症		手術同意書 脳血管クリッピング術	

脳神経外科手術、血栓溶解療法、機械的血栓回収療法の準備

症例 12：70 歳，女性

導入： あなたが救急担当をしている 6 時 5 分，70 歳，女性の搬入。

5 時に起床，トイレで用便していたとき，突然の前頭部痛と後頭部痛を自覚，嘔吐も伴ってきたため，5 時 42 分に，救急要請。5 時 47 分，救急隊到着時の意識は，JCS 1，ECS 1，麻痺なしで，血圧 200/－mmHg，脈拍 67/分で整，呼吸 16 回/分，SpO₂ 98%，体温記載なしで，搬送。搬送中の変化はなし。CPSS：F；陰性，A；陰性，S；陰性，で陰性。突然の頭痛でくも膜下出血疑い。KPSS は評価せず。

設定： 救急室搬入時，血圧 217/100 mmHg，脈拍 70/分で整，呼吸 16 回/分，SpO₂ 98%，体温記載なし。JCS 0（清明），ECS 1，GCS 15（E4，V5，M6）。瞳孔不同なし（右 3 mm，左 3 mm），両側対光反射迅速，麻痺なし。生来健康。飲酒，喫煙なし。家族歴なし。

参考：NIHSS（搬入時）

意識レベル	0
意識レベル―質問	0
意識レベル―命令	0
最良の注視	0
視野	0
顔面麻痺	0
上肢の運動　左	0
右	0
下肢の運動　左	0
右	0
四肢失調	0
感覚	0
最良の言語	0
構音障害	0
消去/注意障害	0
合計	0

質問 1：救急隊到着まで準備することは何か？

誘　導：1）CPSS，KPSS の把握；救急隊からくも膜下出血を疑わせる患者の連絡
　　　　2）救急室内の準備；情報共有，モニター類，輸液など
　　　　3）脳卒中の鑑別診断と治療をスムーズに行うため；採血や心電図，CT（造影），MRI など

質問 2：搬入までの経過を整理しよう！

誘　導：1）発症；5:00　突然の頭痛，嘔吐
　　　　2）救急要請；5:42
　　　　3）救急隊到着；5:47　意識は JCS 1
　　　　4）病院到着；6:05

質問 3：救急室ではじめに行うことは何か？

誘　導：1）呼吸循環のアルゴリズムに従う；バイタル安定を確認
　　　　2）神経症状の把握；確認は手術適応を考慮し，WFNS 分類に必要な GCS，麻痺の確認程度でもよい
　　　　3）血圧管理については；p.198，症例 11 質問 3 の誘導 4）参照
　　　　4）くも膜下出血で急性期治療を困難にする病態は；たこつぼ心筋症，中

枢性肺水腫

質問4：診断のための検査は？

誘　導：1）くも膜下出血を診断する機器として；CT
　　　　2）CT施行時の着目点は；くも膜下出血の程度：Fisher分類（p.113, 表V-8参照）など
　　　　3）MRIを施行する必要性は：バイタルが安定しているなら，$T2^*$強調画像で多部位の出血病変存在の有無やMRAで異常血管などの有無を確認
　　　　4）出血源検索のために行われる検査は；3D-CTA, 脳血管撮影など

質問5：どのような初期治療が行われるか？

誘　導：くも膜下出血と診断されたが，
　　　　1）急性期治療としては；p.199, 症例11 質問6の誘導1）参照
　　　　2）その種類は；p.199, 症例11 質問6の誘導2）参照
　　　　3）今回の手術の方法は；左内頸動脈瘤が破裂したことによるくも膜下出血のため，開頭動脈瘤ネッククリッピング術

振り返り：

くも膜下出血の症例。典型的な症状で発症したため，救急隊が傷病者に接触した時点でくも膜下出血を疑うことができた。傷病者の扱いは慎重に行い，再破裂なく診断，治療につなぐことができた。

専門医の治療：

発症1時間23分で施行されたCT（図Ⅷ-31）。

2つの左内頸動脈のうちいずれかの動脈瘤が破裂したものと判断し，WFNS分類 grade I（p.118, 表Ⅴ-11参照）で開頭動脈瘤ネッククリッピング術施行。術中所見から破裂は左内頸動脈後交通動脈瘤（IC-PC）であったが，母血管温存のため，コーティング術に変更し，未破裂の左内頸動脈前脈絡叢動脈瘤（IC-AchA）にはクリッピング術を行った。

経過中，脳血管攣縮，正常圧水頭症の症状なく，脳血管撮影で内頸動脈後交通動脈瘤の先端部に残存動脈瘤があったため，発症44日目に同部位にコイルによる瘤内塞栓術を追加し（図Ⅷ-32），発症61日目に独歩退院。

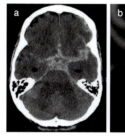 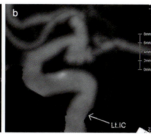

a：CTで，基底層にくも膜下出血があり，急性水頭症もみられ，b：3D-CTAで左内頸動脈後交通動脈瘤，左内頸動脈前脈絡叢動脈瘤がみられた

図Ⅷ-31　CT/3D-CTA

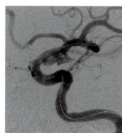 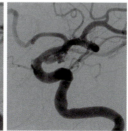

図Ⅷ-32　脳血管造影

Case 12

現病歴：70歳，女性。5:00過ぎにトイレで突然の頭痛を目覚し，嘔吐を認めたため救急要請。6:05病着救急隊からの第1報

既往歴：なし

ISLS ケースマップ　破裂脳動脈瘤（くも膜下出血（手術＋血管内治療））

項目	STEP	第1印象	Primary survey (来院より10分以内)			Secondary survey 25分以内		Tertiary survey 45分以内		60分以内
			A (気道)・B (呼吸)・C (循環)			D (中枢神経)	E (体温)			
病院前										
Right patient Right time Right place		あたりをつけ周知させる	呼吸循環の安定化			脳ヘルニア徴候を鑑別	体温の評価	情報収集 専門医の 神経所見 (NIHSS) CT読影検査 CT	治療方針決定と準備	
67 98 16 200/—	到達目標					脳神経外科術，血栓溶解療法，機械的血栓回収療法の準備				
モニタ SpO₂ (%) 呼吸 (/分) 血圧 (mmHg) 体温 (℃)		70 98 16 217/100						156/84　　149/77		
JCS 1 ECS 1			気道異物なし，視診・聴診正常 気道閉塞なし 嘔吐痕あり			ショックではない 正常洞調律	GCS 15 JCS 0, ECS 1 麻痺なし 瞳孔正常	不明	NIHSS 0	頭痛あり	WFNS Gr 1
CPSS — F — A — S —	身体所見	ではない 重症						計測なし			
	検査	ECG 尿 呼吸音	胸部：異常なし	血液		血算，生化，凝固他 正常洞調律 心電図運動正常			頭部 CT 実施	SAH, 急性水頭症 3D-CTA：左内頚動脈瘤	
なし	生理機能	12ECG 超音波									
なし	画像	X-ray CT/MRI									
なし	処置	点滴/注射 自然気道・酸素なし →				乳酸リンゲル液60mℓ/h				フルニトラゼパム ニカルジピン	開頭術 コイル塞栓術 (他)
上記		情報/書類						既往歴なし		造影 CT 同意書	脳血管造影同意書　手術同意書

症例 13：67 歳，女性

導入： あなたが救急担当をしている 9 時 57 分，67 歳，女性の搬入。

9 時 20 分頃，トイレの掃除中に頸部の張りと前頭部から頭頂部にかけて痛みがあり，嘔吐もしたため，親戚を呼び，9 時 36 分に，救急要請。9 時 40 分，救急隊到着時の意識は，JCS 0（清明），ECS 1，麻痺なしで，血圧 160/－mmHg，脈拍 70/分で整，呼吸 24 回/分，SpO_2 98%，体温 35.8℃で搬送。CPSS：F；陰性，A；陰性，S；陰性，で陰性だが，頭痛でくも膜下出血疑い。KPSS：C；0-0，M；0-0，V；0，合計 0 点。搬送中に呼吸停止がみられたため，CPR で，自発呼吸再開，病着。

設定： 救急室搬入時，血圧 202/103 mmHg，脈拍 95/分で整，呼吸 8 回/分（失調性），SpO_2 75%，体温 36.5℃。JCS 300，ECS 300，GCS 3（E1，V1，M1）。瞳孔不同なし（右 3 mm，左 3 mm），両側対光反射微弱，四肢麻痺（MMT 0/V）。既往歴なし。飲酒は機会飲酒，喫煙なし。

参考：NIHSS（搬入時）

項目	
意識レベル	3
意識レベル―質問	2
意識レベル―命令	2
最良の注視	2
視野	3
顔面麻痺	3
上肢の運動　左	4
右	4
下肢の運動　左	4
右	4
四肢失調	0
感覚	2
最良の言語	3
構音障害	2
消去/注意障害	2
合計	40

質問 1：救急隊到着まで準備することは何か？

誘　導： 1） CPSS，KPSS の把握；陽性所見はなく，くも膜下出血を疑い，ファーストコール
2） 搬送途中の急変で緊急コールがあった場合の対応；バイタルの再確認，医療行為の指示
3） 救急室内の準備；情報共有，モニター類，輸液など
4） 脳卒中の鑑別診断と治療をスムーズに行うため；採血や心電図，CT（造影），MRI など

質問 2：搬入までの経過を整理しよう！

誘　導： 1） 発症；9:20 頃　嘔吐，頸部の張り，頭部痛
2） 親戚が救急要請；9:36
3） 救急隊到着；9:40　意識は JCS 0（清明）
4） 病院到着；9:57

質問 3：救急室ではじめに行うことは何か？

誘　導： 1） 呼吸循環のアルゴリズムに従う；バイタル安定を確認

2）神経症状の把握；確認は手術適応を考慮し，WFNS 分類に必要な GCS，麻痺の確認程度でもよい
3）血圧管理については；急性期の管理には明らかな RCT によるエビデンスはないので施設により異なる

質問 4：診断のための検査は？

誘　導：1）くも膜下出血を診断する機器として；CT
2）CT 施行時の着目点は；くも膜下出血の程度〔Fisher 分類（p.113 表 V-7）など〕
3）MRI を施行する必要性は；バイタルが安定しているなら，T2*強調画像で多部位の出血病変存在の有無や MRA で異常血管などの有無を確認
4）出血源検索のために行われる検査は；3D-CTA，脳血管撮影など

質問 5：どのような初期治療が行われるか？

誘　導：くも膜下出血と診断されたが，
1）急性期治療としては；p.199，症例 11 質問 6 の誘導 1）参照
2）手術適応除外の病態は；重症度分類では WFNS 分類 grade Ⅳ，Ⅴ，たこつぼ心筋症，中枢性肺水腫など
3）状態が安定した時点の治療法は；p.199，症例 11 質問 6 の誘導 2）参照
4）今回の手術の方法は；右後下小脳動脈（PICA）に動脈瘤が存在し，破裂したことによるくも膜下出血のため，開頭動脈瘤ネッククリッピング術

▶ 振り返り：

くも膜下出血の症例。搬送中の急変：呼吸停止の対応後の指示や救急室の準備を確認し，再度，急変したときにもすぐに対応できる準備をして，診断，治療につなぐ。

専門医の治療：

発症 60 分で施行した CT, 3D-CTA（図Ⅷ-33a〜d）。

浸透圧利尿薬などにより，意識が改善（ECS 300→2）したため，入院翌日に脳血管撮影施行。

破裂右後下小脳動脈（PICA）の動脈瘤と診断し，WFNS 分類 grade Ⅴ（p.118, 表Ⅴ-10 参照）で，開頭動脈瘤ネッククリッピング術施行。経過中，脳血管攣縮，正常圧水頭症なく，発症 23 日目に施行した 3D-CTA（図Ⅷ-33e）。

回復期リハビリテーション病棟に転科（寝たきり→独歩可能）。

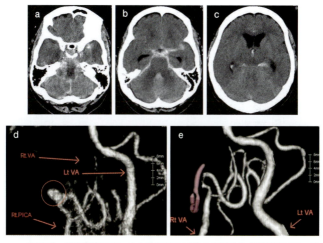

a〜c：CT で，後頭蓋窩に強いくも膜下出血で第 4 脳室を含む脳室穿破で，急性水頭症もあり，d：3D-CTA で右後下小脳動脈（PICA）に動脈瘤が存在した，e：3D-CTA で，完全なクリッピングであった

図Ⅷ-33　CT/3D-CTA

Case 13

救急隊からの第1報

現病歴：67歳、女性。9:20頃トイレ掃除中に嘔吐を伴う頭頸部痛を認めたため、親戚を呼び救急要請。9:57病着

既往歴：なし

ISLS ケースマップ 破裂脳動脈瘤によるくも膜下出血（手術）

	項目	STEP	第1印象	Primary survey（来院より10分以内）					Secondary survey		Tertiary survey
				A（気道）・B（呼吸）・C（循環）			D（中枢神経）	E（体温）	25分以内	45分以内	60分以内
	到達目標		あたりをつけ周知させる	呼吸循環の安定化			脳ヘルニア徴候を鑑別	体温の評価	情報収集 専門医の神経所見（NIHSS） CT	CT読影検査 データ評価	決定方針 決定と準備
現場	事故（急変前後）						脳神経外科手術、血栓溶解療法、機械的血栓回収療法の準備				
		身体所見	重症ではないが、CPA、蘇生後	失調性呼吸 気道異物あり、気道狭窄あり	ショックではない	動脈血液ガス	覚醒ブドキ JCS 3 JCS 300, ECS 300 瞳孔3鈍3鈍	体温異常なし 36.5	WFNS grade V		専門チームによる治療（開頭術他）
	ECG（脈/分）						乳酸値上昇				
70	0			95		胸部：雑音なし、チューブ位置良好					
98	0	SpO₂（%）			100						
24	0	呼吸（/分）		75		8（失調性）					
160/-	0	血圧（mmHg）				202/103			135/107	105/54	
35.8	体温（℃）										
		検査			血算、生化、凝固他	正常洞調律 心室期外収縮					その他に異常を認めず
JCS 0	JCS 300								SAH・急性水頭症 3D-CTA 右椎骨動脈瘤		
ECS 1	ECS 300										
麻痺なし		生理機能	12ECG								
	CPR により車内再開		超音波								
	CPSS -	画像	X-ray								
			CT/MRI					頭部CT実施		（頭部）	
		点滴/注射					乳酸リンゲル液 60mL/h →			マンニトール → ニカルジピン	
なし	車内急変	処置		気道吸引	気管挿管（クラッシュ気道）		人工呼吸器 →				
上記		情報書類							既往歴なし 造影CT同意書		副腎撮影同意書 手術同意書
				O₂リザーバーマスク							

症例 14：58 歳，男性

導入： あなたが救急担当をしている 12 時 30 分，58 歳，男性の搬入。

会社で仕事中の 12 時 5 分，突然意識を消失し倒れた。呼名反応なく嘔吐あり救急要請。12 時 15 分，救急隊到着時，血圧 241/125 mmHg，脈拍 112/分で整。舌根沈下し呼吸 20 回/分。SpO₂ 85％。意識は ECS 200E。搬送中，嘔吐を繰り返した。CPSS は評価不可，KPSS：C；2-1，M；4-4，V；2，合計 13 点。

設定： 救急室搬入時，嘔吐あり。血圧 238/122 mmHg，脈拍 116/分で整。舌根沈下し呼吸 4 回/分（失調性）。SpO₂ 87％。項部硬直なし，Kernig 徴候なし。ECS 300，GCS 3（E1，V1，M1）。瞳孔不同なし（径 1.5 mm で縮瞳），両側対光反射なし，脊髄毛様体反射なし。四肢麻痺。NIHSS 39（表Ⅷ-15）。高血圧の指摘を受けたが未治療とのこと。

表Ⅷ-15　NIHSS（搬入時）

意識レベル	3
意識レベル―質問	2
意識レベル―命令	2
最良の注視	2
視野	3
顔面麻痺	2
上肢の運動　左	4
右	4
下肢の運動　左	4
右	4
四肢失調	0
感覚	2
最良の言語	3
構音障害	2
消去/注意障害	2
合計	39

質問 1：救急隊到着まで準備することは何か？

誘　導：1）CPSS，KPSS の把握；CPSS は評価困難，KPSS は最重症の 13 点
　　　　2）救急外来での準備；スタッフ召集，情報の共有，モニター類，輸液セット，気道管理セット，血液検査，CT 室への連絡など
　　　　3）全身管理，脳卒中の診断と治療を円滑に行うために；初期診療手順の確認

質問 2：搬入までの経過を整理しよう！

誘　導：1）発症；12:05　意識消失
　　　　2）同僚がすぐに救急要請
　　　　3）救急隊到着；12:15　意識は ECS 200E
　　　　4）救急外来到着；12:30

質問 3：病名は何を考えるか？

誘　導：1）突然意識消失で発症；頭蓋内疾患？　心臓疾患？　代謝性疾患？
　　　　2）基礎疾患の把握と症状の整理
　　　　　　基礎疾患；高血圧
　　　　　　頭蓋内圧亢進症状，髄膜刺激症状；意識障害，嘔吐

神経脱落症状；脳幹反射なし，縮瞳，四肢麻痺
　3）頭蓋内出血が疑わしい。ただし，他の疾患も疑われる

質問4：救急室で行うべき処置は？
誘　導：頻回の嘔吐と呼吸不全，異常高血圧
　　　1）呼吸不全；気道確保，人工呼吸のため気管挿管と補助呼吸，酸素吸入
　　　2）嘔吐；誤嚥の予防，制吐薬投与
　　　3）異常高血圧；初期治療における病型診断前の降圧には注意が必要。脳出血に関する降圧については p.187，症例8質問3の誘導4）参照

質問5：診断のための検査は？
誘　導：1）血液検査，心電図などの一般検査
　　　2）頭蓋内出血確定のための検査は頭部CT

質問6：CTを行ったところ，橋出血であった（図Ⅷ-34）。治療方針は？
誘　導：『脳卒中治療ガイドライン2015』[2]から，
　　　1）手術適応について；急性期の脳幹出血例に血腫除去を勧めるだけの根拠はない（グレードC2）。脳室内穿破が主体で，脳室拡大の強いものは，脳室ドレナージ術を考慮してもよい（グレードC1）
　　　2）浸透圧利尿剤について；高張グリセロール静脈内投与は，頭蓋内圧亢進を伴う大きな脳出血の急性期に行うことを考慮してもよい（グレードC1）。マンニトールは脳出血の急性期に有効とする明確な根拠はなく，頭蓋内圧の亢進や臨床所見増悪時に考慮してもよい（グレードC1）
　　　3）頭部挙上について；頭蓋内圧亢進に対し上半身30°挙上がよいと報告されている（グレードC1）が，血圧低下に注意すべき

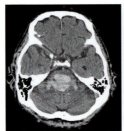 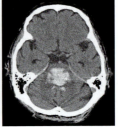

図Ⅷ-34　CT

- **その後の経過**：脳幹反射が消失し,深昏睡状態となった。塩酸ジルチアゼムの持続静注で血圧を 150 mmHg 前後に調節し,高張液グリセロールを点滴静注したが改善なく,4 日後に死亡した。

振り返り：

　この症例は脳幹出血の重症例で有効な治療法がなく,家族への慎重な対応が求められる。また,昏睡,縮瞳,嘔吐など本症例と同様な症状で発症する脳梗塞や代謝性疾患も存在するため注意する。

Case 14 ISLS ケーススタッフ 脳幹出血

現病歴：58歳、男性。会社で仕事中の12:05、突然意識を消失し倒れた。12:30病着
救急隊からの第1報
既往歴他：高血圧の指摘を受けたが未治療

病院前		項目	STEP	Primary survey（来院より10分以内）					Secondary survey 25分以内	Tertiary survey 60分以内
Right patient Right time Right place		到着目標	第1印象	A（気道）・B（呼吸）・C（循環)			D（中枢神経）	E（体温）	情報収集 神経所見（NIHSS) CT	専門医のCT頭部検査 データ評価
112		ECG（脈）/分	あたりをつけ同定させる	116 →						治療方針決定と準備
85		SpO₂（%）		87 → 92 →						
20		呼吸（/分）		4						
241/125		血圧（mmHg）		238/122 →					182/102 →	153/86
不明		体温（℃）							38.6	
									92	74
									100	
									12	

	身体所見	呼吸と意識に異常あり	気道確保、舌根沈下	失調性呼吸	ショックではない	JCS 300、EOS 300 瞳孔、1.5-/1.5-	体温異常なし	JCS 3 瞳孔 5-/5-	脳幹出血

検査	血液				血液ガス：pH7.12 PaO₂ 85、PaCO₂ 56、BE -5.6、随意血糖 240mg/dl	一般血液検査			
	尿								
	生理機能	12-ECG 超音波				洞頻脈			
	画像	X-ray CT/MRI					頭部CT実施	チューブ・胃管異常なし	

嘔吐

点滴/注射	なし			乳酸リンゲル液 60ml/h →			グリセロール 300ml →	

処置	BVM 酸素10ℓ/分で人工呼吸 仰臥位	下顎挙上・鼻咽頭エアウェイ → 吸引	BVM 酸素10ℓ/分で人工呼吸 →	気管挿管（クラッシュ気道挿管）セミファーラー15°	呼吸器装着（SIMV FiO₂ 0.4 TV500mL、PEEP 5cmH₂O）	

情報・書類	内因性 L & G (JCS Ⅲ桁+緊急性高のため)					既往歴：上記	脳神経外科医連絡	専門チームによる保存的治療

脳神経外科手術、血栓溶解療法、積極的血圧回収療法の準備

家族説明

症例 15：28 歳，女性

導入： あなたが救急担当をしている 18 時 25 分，28 歳，女性の搬入。

18 時頃，会社で椅子に座って事務作業中に突然の頭痛を訴え，嘔吐した。18 時 7 分，同僚が救急要請。その直後，徐々に右上下肢の脱力が出現し床に倒れ意識を失った。18 時 15 分，救急隊到着。血圧 240/125 mmHg，脈拍 90/分で整。舌根沈下し呼吸 30 回/分。SpO_2 90%。意識は ECS 100 L で，疼痛刺激にうなるのみ，右片麻痺であった。搬送中の変化はなかった。CPSS は評価不可，右ドロップテスト陽性。KPSS：C；2-1，M；4-0，V；2，合計 9 点。

設定： 救急室搬入時，血圧 230/120 mmHg，脈拍 90/分で整，呼吸 20 回/分。ECS 100 L，GCS 8（E1, V2, M5）。瞳孔不同あり（右 2 mm，左 5 mm），対光反射右緩慢，左消失。右片麻痺を認めた。とくに既往歴はなし。

質問 1：救急隊到着まで準備することは何か？

誘　導：1）嘔吐し，いびきをかいている；気管挿管の必要性
　　　　2）GCS 合計点 8 で昏睡，M5；通常の気管挿管では不穏がさらに増強する可能性
　　　　3）薬剤を用いた気管挿管；Rapid Sequence Intubation（p.74，RSI 参照）

質問 2：搬入までの経過を整理しよう！

誘　導：1）発症；18:00 頃　突然の頭痛と嘔吐
　　　　2）同僚がすぐに救急要請；18:07
　　　　3）救急隊到着；18:15　意識は ECS 100 L
　　　　4）救急外来到着；18:25

質問 3：病名は何を考えるか？

誘　導：1）神経脱落症状がある；意識障害，瞳孔不同，右片麻痺→脳ヘルニア徴候（p.28，参照）
　　　　2）突然発症；脳卒中が疑わしい
　　　　3）既往と年齢；28 歳で若く，既往歴がない → 若年性脳卒中
　　　　4）原因として考えられるもの；脳動静脈奇形，もやもや病ほか

質問 4：搬入後にまず行うことは？

誘　導：1）気道確保の方法は？
　　　　　・鼻咽頭エアウエイと口咽頭エアウエイはどちらを用いる？
　　　　　・気管挿管はいつ行う？
　　　　2）中枢神経の評価はいつ，項目は何？

質問5：病歴，身体所見，頭部 CT の結果から考えられることは？

誘　導：1）若年性脳卒中であり，既往なし，徐々に進行する症状：脳動静脈奇形

●**その後の経過**：19 時 10 分の CT（**図Ⅷ-35**）で左頭頂葉皮質下出血を認めたため造影 CT を施行し，同部位に異常血管影が疑われ，血管撮影室での脳血管造影検査を行ってから開頭術となった。

振り返り：

1）若年発症の出血性卒中；脳動静脈奇形
2）脳ヘルニア徴候のある場合の対応；ABC の安定化の後，D の評価を行ってから RSI で気管挿管

専門医の治療：

脳血管造影の後，緊急開頭により異常血管（ナイダス）・血腫摘出および外減圧術を施行した。

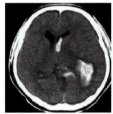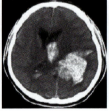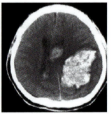

図Ⅷ-35　CT

Case 15 救急隊からの第1報

現病歴：28歳、女性。事務作業中の18:00頃突然頭痛と右上下肢の脱力を訴え意識障害に至った。18:25病着
既往歴：なし

	Right patient Right time Right place	病院前	到着目標	周知させる
	90/分 90% 30 回/分 240/125 36℃	嘔吐 JCS Ⅲ桁 瞳孔不同 right drop test (+)		

ISLS ケースマップ 脳動静脈奇形による左皮質下出血（手術）

項目	STEP	第1印象	A（気道）・B（呼吸）・C（循環） Primary survey（来院より10分以内）			D（中枢神経）	E（体温）	Secondary survey 45分以内	Tertiary survey 60分以内
		あたりをつけ周知させる	呼吸循環の安定化			脳外科手術、血栓溶解法、機械的血栓回収療法の準備	体温の評価	情報収集 CT専門医の読影検査 データ評価	治療方針決定と準備
検査	ECG（脈）/分	90/分				100%	25分以内		
	SpO₂（%）	92%	96% →			14回/分			
	呼吸（/分）	20回/分	努力性			160/95			
	血圧（mmHg）	230/120				37℃			
	体温（℃）								
生理機能	12-ECG 超音波		気道異物口口口 嘔吐でむせる 気道狭窄、舌根沈下	視診正常 右下胸部呼吸減弱 打診・触診正常	ショックではない GCS 8（E1V2M5） JCS 100L, ECS 100L 右片麻痺 瞳孔 2 鈍 5-	一般血液検査 顕毛血糖 120mg/dl 正常洞調律	体温異常 なし 瞳孔 2/5 鈍 / →	鎮痛・鎮静の維持 高浸透圧利尿薬（マンニトール等） 頭部 CT 実施	脳血管造影検査・治療（他） 開頭術
画像	CT/MRI			右下肺野に浸潤影			身体所見 左皮質下出血 正中偏移 脳底槽消失		
身体所見		呼吸と意識に異常あり							
	血液 尿				乳酸リンゲル液 60ml/h →				
点滴／注射		なし				前投 リドカイン 静注 鎮静 フェンタニル 静注 鎮静 ミダゾラム 静注 筋弛緩 ベクロニウム 静注			
処置			酸素マスクリザーバー付 6ℓ/分投与 側臥位		酸素マスクリザーバー付 6ℓ/分投与 下顎挙上・鼻咽頭エアウェイ → 吸引	気管挿管（RSI） セミファーラー 15° →	呼吸器装着（SIMV FiO₂ 0.4 TV500mL, PEEP 5cm H₂O）		
情報・書類			内因性 L & G （JCS Ⅲ桁＋瞳孔不同のため）					既往歴なし	脳神経外科医連絡 脳血管造影手術同意書

症例 16：45 歳，男性

導入：あなたが救急担当をしている 15 時 35 分，45 歳，男性の搬入。

15 時頃，自宅のトイレから出てきた直後にめまいと後頭部痛を訴え，その後激しい頭痛を訴えたため，15 時 12 分，妻が救急要請。15 時 20 分，救急隊到着。血圧 145/78 mmHg，脈拍 95/分で整。頭痛を訴え，顔色は不良であった。SpO_2 98％。意識は JCS 1 で，瞳孔異常なく，運動麻痺も認められなかった。CPSS 陰性，KPSS 0 点。搬送中の病院到着直前，嘔吐・いびきに続いて呼吸音が停止した。直ちにバッグ・バルブ・マスクによる人工呼吸を開始し，病院到着後にそのまま救急外来へ搬送となった。

設定：救急室搬入時，血圧 100/54 mmHg，脈拍 98/分 整，呼吸音なし。JCS 300，GCS 3（E1，V1，M1）。瞳孔（右 1.5 mm 左 1.5 mm），対光反射両側緩慢。とくに既往歴はなし。

質問 1：救急隊到着後の緊急対応は？
誘　導：1）無呼吸；気管挿管の必要性
　　　　2）GCS 合計点 3 で深昏睡のため，そのまま気管挿管（p.74，クラッシュ気道挿管参照）

質問 2：搬入までの経過を整理しよう
誘　導：1）発症；15:00 頃　突然のめまいと後頭部痛，続いて激しい頭痛
　　　　2）妻が救急要請；15:12
　　　　3）救急隊到着；15:20　意識は JCS 1
　　　　4）救急外来到着：15:35

質問 3：病名は何を考えるか？
誘　導：1）神経脱落症状がある？；めまい，後頭部痛に続く激しい頭痛，病院到着直前に悪化
　　　　2）突然発症と搬送中の悪化；脳卒中が疑わしい
　　　　3）原因として考えられるもの；動脈瘤再破裂が疑われる

質問 4：頭蓋内圧亢進が疑われるにもかかわらず，血圧が低いのはなぜか？
誘　導：1）以下が考えられる
　　　　　・脳ヘルニアの完成による脳機能の停止の結果
　　　　　・重症くも膜下出血によるたこつぼ心筋症
　　　　2）瞳孔は縮瞳で対光反射を有し，心電図変化あり
　　　　　・たこつぼ心筋症が考えられる

・心臓超音波検査の追加

質問5：たこつぼ心筋症と同じ原因で生じる呼吸器系の病態は？
誘　導：1）胸部X線；神経原性肺水腫（図Ⅷ-36）
　　　　2）対応は？；気管挿管により陽圧換気

●**その後の経過**：救急外来で気管挿管を行った後，頭部CT（図Ⅷ-37）を施行し，
　　　　　　　　脳室内穿破を伴うくも膜下出血および水頭症の所見を認めた。

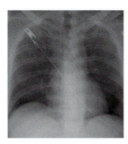

胸部X線で肺水腫を認める
図Ⅷ-36　胸部X線

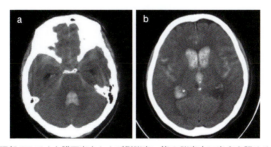

頭部CTでくも膜下出血および側脳室～第3脳室内に出血を認める
図Ⅷ-37　CT

振り返り：

1）めまいに続く激しい頭痛；後頭蓋窩のくも膜下出血を疑う。
2）呼吸状態の悪化と低血圧・心電図変化；重症くも膜下出血による神経原性肺水腫とたこつぼ心筋症。

専門医の治療：

緊急脳室ドレナージに続いて，血管撮影室で脳血管造影（図Ⅷ-38）が施行され，脳底動脈先端部動脈瘤に対しコイル塞栓術が実施された。その後まもなく神経原生肺水腫とたこつぼ心筋症は改善した。

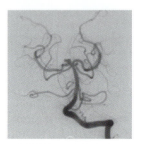

脳血管造影で脳底動脈先端に
脳動脈瘤を認める

図Ⅷ-38　脳血管造影

Case 16 救急隊からの第 1 報 くも膜下出血重症例

現病歴：45 歳、男性。15:00 頃突然めまいと後頭部痛の後、激しい頭痛を自覚した。15:35 病着
既往歴他：なし

ISLS ケースマップ

病院前		Primary survey（来院より 10 分以内）					Secondary survey	Tertiary survey
現場	車内（急変前後）	A（気道）・B（呼吸）・C（循環）			D（中枢神経）	E（体温）	45 分以内	60 分以内
Right patient		25 分以内						
Right time								
Right place	事車内急変後	到達目標		呼吸循環の安定化	脳ヘルニア徴候を鑑別	体温の評価	情報収集 神経所見（NIHSS） CT	治療方針 決定と準備

現場			項目	STEP	第 1 印象	あたりをつけ 周知させる						脳神経外科手術、血栓溶解療法、機械的血栓回収療法の準備		専門医の画像検査 CT 読影評価 データ評価	既往歴：上記 頭部 CT 同意書
95	90	98	ECG（脈）(/分)				98	→							
98	90	88	SpO₂ (%)	モニ			88	90		96					
13	30	0	呼吸 (/分)	タ			0	→		14					
145/78	240/125	100/54	血圧 (mmHg)	ー			100/54	→		105/85					
	36		体温（℃）							37					

バイタル安定 めまい・頭痛 麻痺なし	嘔吐 JCS 300		身体所見		呼吸音なし、両側胸部の動きなし 聴診で呼吸音なし	皮膚やや蒼白		JCS 300、GCS 3 ECS 300 瞳孔 1.5 鈍 / 1.5 鈍	体温異常なし 瞳孔 1.5s / 1.5s						
JCS 1 CPSS −			検査	血液		ABG：PaO₂ 62、PaCO₂ 51、BS 155									
				尿				一般採血							
				生理 機能	12-ECG 超音波		V₂–V₅ ST 上昇 心房のみ動きあり								
				画像	X-ray	肺水腫			気管挿管位置確認						
					CT/MRI					頭部 CT 実施	後頭蓋窩 SAH 脳室内出血	CTA 脳底動脈瘤			

なし	なし		点滴注射			乳酸リンゲル液 100mL/h			→						
鼻カニューレ 2L/分 切迫 V 位	BVM		処置		BVM 継続 鼻腔エアウェイ サクション			鎮痛、鎮静の維持 気管挿管（crush airway intubation） 水平位		SIMV FiO₂ 0.8 TV500mL、PEEP 10cm H₂O →					
Hurry but Gently	事故内急変 内因性 L & G		情報・書類									脳神経外科医連絡			

Ⅷ 代表的なシナリオ

MEMO 23　用語の解説；CPSS と KPSS

　PSLS のアルゴリズムは Step 4（判断）までは PCEC と共通である。Step 3（情報収集）の段階ではシンシナティ病院前脳卒中スケール（CPSS，図Ⅷ-39）から脳卒中の疑いがあるか否かを判断する。CPSS で脳卒中の疑いがあると判断された場合は，PSLS のアルゴリズムへ移行することになる。もちろん，当初から脳卒中を強く疑う際には PSLS のアルゴリズムを使用することになる。
　脳卒中の疑いがあると判断された場合，PSLS ではさらに脳卒中の重症度を

・顔のゆがみ（歯を見せるように，あるいは笑ってもらう）
　正常―　顔面が左右対称
　異常―　片側が他側のように動かない。図では右顔面が麻痺している

・上肢挙上（閉眼させ，10 秒間上肢を挙上させる）
　正常―　両側とも同様に挙上，あるいはまったくあがらない
　異常―　一側があがらない，または他側に比較してあがらない

・構音障害（患者に話をさせる）
　正常―　滞りなく正確に話せる
　異常―　不明瞭な言葉，間違った言葉，あるいはまったく話せない

解釈：3 つの徴候のうち 1 つでもあれば，脳卒中の可能性は 72％である

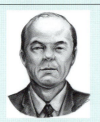 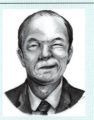

図Ⅷ-39　シンシナティ病院前脳卒中スケール（CPSS）　　〔文献 7）より〕

評価するため倉敷病院前脳卒中スケール（KPSS，表Ⅷ-16）を使用する。KPSSはNIHSS（National Institute of Health Stroke Scale）の病院前の簡易版である。KPSSは意識の水準，意識障害，上下麻痺，言語障害より判定する。この病院前神経重症度の点数とNIHSSは正の相関があり，院内で重症度を推測するには重要である（図Ⅷ-40）。その後のStep 6（評価とファーストコール）はPCECと同様であるが，継続的な評価の中で脳卒中の疑いが低いときにはPCECのアルゴリズムに移行することもある。Step 7（車内活動）では処置や観察，モニター装着，保温や酸素投与，バイタルサインの評価が行われる。なお，くも膜下出血を疑った場合はKPSSとCPSSは省略する場合がある。また，病院前脳卒中の重症度判定法について，地域メディカルコントロール協議会の判断が優先される。

表Ⅷ-16 倉敷病院前脳卒中スケール（KPSS）

（Kurashiki Prehospital Stroke Scale：KPSS）		全障害は13点満点	
意識水準	覚醒状況		
	完全覚醒	正常0点	
	刺激すると覚醒する	1点	
	完全に無反応	2点	
意識障害（質問）	患者に名前を聞く		
	正解	正常0点	
	不正解	1点	
運動麻痺 上肢麻痺	患者に目を閉じて，両手掌を下にして両腕を伸ばすように口頭，身ぶり手ぶり，パントマイムで指示	運動右手	運動左手
	左右の両腕は並列に伸ばし，動かずに保持できる	正常0点	正常0点
	手を挙上できるが，保持できず下垂する	1点	1点
	手を挙上することができない	2点	2点
運動麻痺 下肢麻痺	患者に目を閉じて，両下肢をベッドから挙上するよう口頭，身ぶり手ぶり，パントマイムで指示	運動右足	運動左足
	左右の両下肢は動揺せず保持できる	正常0点	正常0点
	下肢を挙上できるが，保持できず下垂する	1点	1点
	下肢を挙上することができない	2点	2点
言語	患者に「今日はいい天気です」を繰り返して言うように指示		
	はっきりと正確に繰り返して言える	正常0点	
	言語は不明瞭（呂律がまわっていない），もしくは，異常である	1点	
	無言。黙っている。言葉による理解がまったくできない	2点	
合計		点	

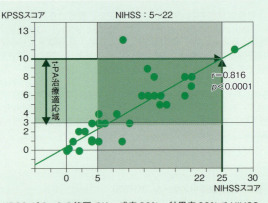

KPSSが3〜9の範囲では，感度86%，特異度93%でNIHSS 5〜22の範囲内（t-PA治療適応域）。
KPSSはt-PA静注療法の適応について病院前救護の段階で判断するスコアである

図Ⅷ-40　KPSSとNIHSSスコアの相関

文　献

1) 日本脳卒中学会脳卒中医療向上・社会保険委員会　rt-PA（アルテプラーゼ）静注療法指針改訂部会：rt-PA（アルテプラーゼ）静注療法適正治療指針第二版．脳卒中 34：443-480，2012．
http://www.jsts.gr.jp/img/rt-PA02.pdf（2018年1月24日閲覧）
2) 日本脳卒中学会　脳卒中ガイドライン委員会：脳卒中治療ガイドライン2015, 協和企画，東京，2015．
3) 吉峰俊樹編：科学的根拠に基づくくも膜下出血診療ガイドライン　第2版．脳卒中の外科　第36巻増刊号，2008．
4) 日本循環器学会，他：大動脈瘤・大動脈解離診療ガイドライン（2011年改訂版）．循環器病の診断と治療に関するガイドライン（2010年度合同研究班報告）ダイジェスト版．
5) 脳卒中学会，日本脳神経外科学会，日本脳神経血管内治療学会：経皮経管的脳血栓回収用機器適正使用指針，第2版．脳卒中 37. 259-279．2015．
6) 日本脳卒中学会　脳卒中ガイドライン委員会：脳卒中治療ガイドライン2015［追補2017］．2017．
http://www.jsts.gr.jp/img/guideline2015_tuiho2017.pdf（2018年1月24日閲覧）
7) 脳卒中病院前救護ガイドライン検討委員会：脳卒中病院前救護（PSLS：Prehospital Stroke Life Support）の骨子．
http://jsem.me/training/images/PSLS_kossi070706.pdf（2018年1月24日閲覧）

| JCOPY | 〈(社)出版者著作権管理機構 委託出版物〉 |

本書の無断複写は著作権法上での例外を除き禁じられています。
複写される場合は，そのつど事前に，下記の許諾を得てください。
(社)出版者著作権管理機構
TEL. 03-5244-5088　FAX. 03-5244-5089　e-mail：info@jcopy.or.jp

ISLSガイドブック2018

定価（本体価格3,200円＋税）

2006年10月20日	第1版第1刷発行
2013年1月15日	第1版第10刷発行
2013年7月16日	第2版第1刷発行
2017年2月24日	第2版第6刷発行
2018年5月31日	第3版第1刷発行
2019年3月5日	第3版第2刷発行
2022年5月25日	第3版第3刷発行
2024年2月1日	第3版第4刷発行
2024年12月26日	第3版第5刷発行

監　修　　日本救急医学会，日本神経救急学会，
　　　　　日本臨床救急医学会，日本救急看護学会
編　集　　『ISLSガイドブック2018』編集委員会
発行者　　長谷川　潤
発行所　　株式会社　へるす出版
　　　　　〒164-0001　東京都中野区中野2-2-3
　　　　　Tel. 03-3384-8035（販売）　03-3384-8155（編集）
　　　　　振替 00180-7-175971
　　　　　http://www.herusu-shuppan.co.jp
印刷所　　三報社印刷株式会社

©2018, Printed in Japan　　　　　　　　　　　　　〈検印省略〉
落丁本，乱丁本はお取り替えいたします
ISBN 978-4-89269-948-1